O CÉREBRO EMOCIONAL

Gilberto Ururahy
&
Éric Albert

O CÉREBRO EMOCIONAL

*As emoções e
o estresse do cotidiano*

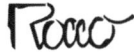

Copyright © 2005 by Gilberto Ururahy e Éric Albert

Direitos desta edição reservados à
EDITORA ROCCO LTDA.
Av. Presidente Wilson, 231 – 8º andar
20030-021 – Rio de Janeiro, RJ.
Tel.: (21) 3525-2000 – Fax (21) 3525-2001
rocco@rocco.com.br
www.rocco.com.br
Printed in Brazil/Impresso no Brasil

preparação de originais
MARIA ANGELA VILLELA

CIP-Brasil. Catalogação na fonte.
Sindicato Nacional dos Editores de Livros, RJ.

U82c Ururahy, Gilberto
O cérebro emocional: as emoções e o estresse do cotidiano/Gilberto Ururahy & Éric Albert. – Rio de Janeiro: Rocco, 2005.

Inclui bibliografia
ISBN: 85-325-1831-1

1. Estresse (Psicologia). 2. Estresse (Fisiologia). 3. Emoções – Aspectos fisiológicos. 4. Ansiedade. I. Albert, Éric. II. Título.

05-0184   CDD – 155.9
                                                  CDU – 616.89-008.44

O texto deste livro obedece às normas
do Acordo Ortográfico da Língua Portuguesa

Este livro é dedicado aos nossos 25 mil clientes que, submetidos a *check-ups* médicos, nos forneceram inestimável fonte de estudos para o desenvolvimento deste trabalho.

É dedicado, também, às nossas equipes de médicos e demais profissionais que, com dedicação e competência, souberam ouvir, examinar e registrar as informações fornecidas por cada cliente. Às equipes da Med-Rio Check-up, da BH Check-up Médico e do IFAS – Instituto Francês de Ação sobre o Estresse – os nossos sinceros agradecimentos.

E, finalmente, às nossas famílias, que souberam perdoar as horas subtraídas do convívio diário.

SUMÁRIO

APRESENTAÇÃO 11
INTRODUÇÃO 13

I - O CÉREBRO EMOCIONAL

AS EMOÇÕES NO CORAÇÃO

A estrutura emocional 19
Criatividade e capacidade de decisão 20
Combustível da vida 22
Vetor do comportamento 22
Comportamento X emoções 23

A ANATOMIA DA EMOÇÃO

Os caminhos da emoção 25
A física e a química transportando emoções 27
Sistema límbico – o Cérebro Emocional 29
Continuando nos caminhos da emoção 32
Hipotálamo-hipófise-glândula suprarrenal 37

II - COMPREENDENDO O ESTRESSE

O desafio 39
O impacto biológico 41
O que é 41
Reconhecendo o agente estressor 42
Quais são as principais causas do estresse? 43
É possível se estressar sozinho? 44

Como identificar	44
O estresse deteriora a vida pessoal e a do casal	45
Síndrome Geral de Adaptação ou a Reação de Estresse	47
Os perigos da reação de estresse: sua repetição	52
O estresse não é uma resposta automática aos estímulos	53
O mecanismo do estresse	54
Como reage o nosso organismo	55
Diagnóstico difícil	58
Condicionamento da saúde	59
Avaliação do estresse	60
Conhecendo os seus níveis de estresse	64
Pesquisas realizadas pelo IFAS	67

III - O ESTRESSE E AS DOENÇAS MODERNAS

Pano de fundo das doenças modernas	69
Depressão	70
Ansiedade	75
Sexo	79
Aparelho digestivo	89
Imunidade	91
Sono	92
Fadiga	95
Sedentarismo	97
Obesidade	101
Diabetes	106
Substâncias psicotrópicas legais	108
Automedicação	116
Coração	119
Do mito à publicidade	131

IV - O ESTRESSE NO TRABALHO

O estresse custa caro às empresas	135
Quem está estressado na empresa?	138
Cada empresa produz sua própria categoria de estressados	140
Como se manifesta o estresse na empresa	140
O estresse é o principal desafio de competitividade para as empresas	142
Gerenciar o estresse profissional	143
O estresse dos dirigentes	159

V - DA TEORIA À REALIDADE

Uma questão de estilo de vida 161
A vida além do limite do homem moderno 163
A pesquisa – perfil de saúde do executivo brasileiro 167
Identificando no corpo as manifestações do estresse 171
A população envolvida 173
O banco de dados 174
As parcerias 174
As avaliações e os exames complementares 176

VI - NA SEGUNDA-FEIRA COMEÇO VIDA NOVA...

Saúde e Natureza – respeito à vida 179
O estilo de vida – o grande poluidor 179
Saiba planejar e gerenciar o seu estilo de vida 181
A alimentação inadequada polui o corpo – Bom apetite! 181
Abaixo os estimulantes 185
Mexa-se 186
A higiene do cérebro – os cuidados com o comandante 190
Os cuidados com a memória 191
Boa noite! 192
Rir faz bem 193
Os amigos de fé 194
A gestão das emoções 194
A família e o trabalho 195

GLOSSÁRIO 199
BIBLIOGRAFIA 203

APRESENTAÇÃO

Em 1990, com a abertura da Med-Rio Check-up, no Rio de Janeiro, iniciavam-se nossos trabalhos voltados para a medicina preventiva. Naquela ocasião, 85% dos clientes da clínica eram homens e mulheres oriundos de multinacionais cujas matrizes no exterior já praticavam a cultura da prevenção e da promoção à saúde de seus quadros.

À medida que os *check-ups* eram realizados coletavam-se preciosas informações sobre a saúde dos executivos. Aos poucos, desenvolveu-se um minucioso banco de dados, que posteriormente serviria de base para a mais completa pesquisa sobre o "Perfil de Saúde do Executivo Brasileiro".

Em 1994, já com farto material de estudo, um dado nos chamou a atenção: os elevados níveis de estresse vividos pela população examinada. Logo constatou-se que havia uma relação direta deste estresse com o desenvolvimento de outras doenças, típicas da vida moderna.

Nesse mesmo ano, durante um encontro na França com o fundador do IFAS – Instituto Francês de Ação sobre o Estresse – Dr. Éric Albert, iniciamos uma parceria que resultou em nosso primeiro livro – *Como se tornar um bom estressado* –, lançado em 1997.

Com o passar dos anos o banco de dados da clínica carioca foi enriquecido com informações pontuais sobre o estilo de vida do executivo. Foram analisados o impacto na saúde, na interação com o meio e os níveis de estresse vividos nos campos pessoal, familiar e profissional. Também foram agregadas informações sobre o seu histórico familiar de doenças, portanto, sobre a genética de cada um. Cruzaram-se todos estes dados com as avaliações médicas feitas por clínicos de várias especialidades, complementadas por exames laboratoriais e de imagem. O resultado foi um amplo painel médico integrado da saúde do executivo brasileiro.

Em 2001 – quando então os clientes da clínica dividiam-se igualmente entre executivos de empresas nacionais e estrangeiras –, foi inaugurada em Belo

Horizonte a BH Check-up Médico. Os dados da pesquisa mineira coincidiram com os do Rio de Janeiro.

Os estudos sobre o estresse avançaram, tanto no Brasil como na França. Do lado francês, o IFAS também enriqueceu o seu banco de dados, incorporando estatísticos à sua estrutura e desenvolvendo vasta literatura sobre o assunto no campo profissional. Ressalte-se que não somos pesquisadores, mas, confrontados em nossa prática médica com as agressões do estresse na vida das pessoas, fomos observando como as emoções negativas, que conduzem a pensamentos também negativos, aumentam ainda mais a vulnerabilidade dos indivíduos.

Este livro trata do cérebro emocional – berço do processamento das emoções – cuja complexidade, a despeito dos avanços científicos e médicos, ainda estamos longe de compreender. Trata, também, do estresse crônico gerado pelas emoções do cotidiano, que se tornou o principal fator de risco para a saúde do homem moderno. Essas emoções determinam nossos atos, nos dão a energia para agir, amar, viver, mas também para sofrer e adoecer. Muitas vezes somos obrigados a não demonstrá-las e, sobretudo, freá-las, como se fosse possível esconder uma emoção sem que ela venha a aflorar de uma maneira ou de outra.

As emoções não se limitam à esfera pessoal. Está ligada à vida cotidiana, sobretudo nos grandes centros urbanos, assim como nos centros financeiros e de decisões profissionais.

No plano científico a emoção ainda é um mistério. Trata-se a nosso ver de uma mistura fisiológica complexa de hormônios, neurotransmissores, neurônios e circuitos neurocerebrais especiais, transmitida para todos os órgãos de nosso corpo, somada a fatores psicológicos que induzem nosso comportamento.

Este livro destina-se ao público em geral e, em especial, ao executivo homem ou mulher. Procuramos utilizar linguagem simples e de fácil entendimento. Os casos clínicos apresentados são frutos de nossas experiências profissionais. Por razões óbvias, nomes e quaisquer outras informações que permitam identificar pessoas foram alterados.

INTRODUÇÃO

Em 1932 o médico Oscar Clark, professor titular de Clínica Médica da Universidade de Ciências Médicas, no Rio de Janeiro, do então Distrito Federal, com grande visão para sua época, iniciava no Brasil a cultura dos exames médicos preventivos e propagava a importância em corrigir os maus hábitos de vida das pessoas ainda aparentemente sadias. O seu artigo a seguir foi transcrito após quase um século com a ortografia atualizada e se mantém moderno.

Naquela época, às vésperas da Segunda Guerra Mundial, as doenças que mais agrediam eram a tuberculose, doenças cardíacas, sífilis e gonorreia.

Os antibióticos específicos não existiam, assim como eram precários os meios de diagnósticos. As emoções não eram consideradas no contexto da doença. O estresse era desconhecido.

Após a Segunda Guerra Mundial, a velocidade das mudanças a que o ser humano vem sendo submetido cresceu exponencialmente. De um lado, gerou mais conforto para as pessoas, mas de outro estimulou o sedentarismo, favorecendo o aparecimento de novas doenças. E como somos também produtos do meio em que vivemos, nossa saúde está pagando muito caro face à necessidade de constante adaptação. Nas últimas décadas surgiram invenções que modificaram a vida cotidiana, como por exemplo:

1940 – Porta-aviões, primeiros antibióticos, plásticos, bomba atômica, computador, transistores
1950 – Energia nuclear, laser
1960 – Satélite de comunicação, viagens espaciais, aviões de grande porte, transplante de órgãos
1970 – Computador pessoal, calculadora de bolso, transporte supersônico
1980 – Internet, AIDS, uso de PC em grande escala, Internet
1990 – Globalização, telefonia celular, clonagem, início das pesquisas para utilização de células-tronco
2001 – Crescimento do terrorismo internacional

EXAMES MÉDICOS PREVENTIVOS

A prática dos exames periódicos de saúde, embora recente, interessou de tal maneira a opinião pública que, em pouco tempo, foi adaptada em todos os centros civilizados. Ela é o reflexo dos imensos progressos realizados em ciência, que ultimamente enriqueceram a medicina de métodos de diagnóstico e dos mais eficientes recursos terapêuticos, e que reclamam dos profissionais uma aplicação melhor, mais oportuna e, portanto, mais eficaz dos conhecimentos médicos à coletividade.

A organização sanitária do século XIX, livrando-nos das infecções responsáveis pelas maiores epidemias, trouxe enormes benefícios para a Humanidade, que é considerada, com toda razão, o maior acontecimento daquele período. Graças a ela, com efeito, a vida média do homem aumentou muito nesses últimos cem anos e a população do globo quase atingiu o dobro nesse mesmo espaço de tempo. Infelizmente, porém, se as epidemias ficaram raras, ainda hoje, muitas pessoas morrem precocemente por um processo infeccioso ou tóxico de evolução lenta ou falta de hábitos higiênicos, e é da experiência clínica universal que, hoje, o melhor meio de tornar a vida do homem mais longa, sadia e feliz reside na prática dos exames periódicos de saúde.

Tal prática não era adotada no século XIX, por isso que, quase até os seus últimos anos, não se conhecia a etiopatogenia dos estados mórbidos, os membros propedêuticos eram muito rudimentares e os próprios mestres confessavam a impotência da terapêutica. Até recentemente, estávamos praticamente desarmados no campo restrito da medicina e o reconhecimento dos estados mórbidos só era feito, quando a anomalia da saúde fosse de tal forma visível, que se revelasse ao profissional. Mas, hoje dispomos dos mais modernos métodos de reconhecimento dos estados patológicos ainda em fase suscetível de cura; conhecemos a etiologia de quase todas as doenças conhecidas; conhecemos também a importância dos fatores sociais e hereditários responsáveis pelos desvios da saúde; sabemos o valor da vida em obediência aos princípios da fisiologia e da higiene e possuímos valioso "armamento" terapêutico.

É essa principal finalidade dos serviços de exame periódico de saúde. Visam a prolongar a vida e, por isso mesmo, os norte-americanos empregam a expressão bem significativa de "Life Extension Instituts" – (Institutos de Prolongamento da Vida) para semelhantes clínicas. O foco nesses serviços de medicina pré-clínica não é o da morbidez, mas as pessoas perfeitamente sadias, sob o ponto de vista estritamente médico, que correm risco de vida por apresentarem peso excessivo, tensão arterial acima do normal ou falta de hábitos higiênicos. Tais serviços visam a combater a mortalidade precoce tanto pelo diagnóstico oportuno e tratamento eficiente dos estados mórbidos quanto pela educação sanitária concreta. Justamente essa combinação do clínico e do sanitarista é que tem resultado na prática dos exames periódicos de saúde que, segundo as estatísticas, tem conseguido uma redução de 18 a 50% na mortalidade dos diversos grupos classificados pelas idades.

Introdução

Impossível falar da saúde do homem moderno, do profissional liberal, do executivo, sem abordar a globalização, cenário do aumento da incidência da chamada doença do século – o estresse crônico.

No mundo corporativo, o estresse tem conexão direta com a busca desenfreada pelo aumento da produtividade e da escala de produção em nível global. As empresas, em constante processo de fusões e aquisições, têm reduzido drasticamente seus quadros, criando um clima de insegurança permanente entre seus executivos. O Estado, por sua vez, diminui de tamanho por meio de privatizações. Some-se a esse coquetel estressante o ambiente de tensão coletiva provocada pela nova onda terrorista internacional, que atinge, particularmente, os países desenvolvidos.

Já nos países pobres e em desenvolvimento os efeitos da globalização vêm se somar a problemas estruturais, como a miséria, os altos índices de analfabetismo e o reaparecimento de doenças do início do século passado...

O fosso que separa ricos e pobres é um dos lados da globalização. Sabe-se que pelo menos 54% da população mundial, ou seja, 2,7 bilhões de pessoas, vivem com menos de US$ 2 por dia e 1,3 bilhão (22% da população mundial) com menos de US$ 1, ou seja, vivem na pobreza absoluta. Enquanto isso, apenas 1% da população americana concentra 38,1% da riqueza mundial. As 225 maiores fortunas do mundo representam o equivalente ao resultado anual de 47% dos mais pobres (2,5 bilhões de pessoas). Simples indivíduos são mais ricos que países inteiros.

No Brasil, segundo o Instituto Brasileiro de Geografia e Estatística (IBGE), 121,3 milhões de pessoas trabalham em áreas urbanas, dos quais 7,8 milhões recebem até US$ 1,3 por dia; 32,9 milhões ganham até US$ 2,6 por dia.

Como se sabe, nem sempre os capitais são direcionados para lugares carentes, de baixo desenvolvimento social, mas para locais em que o investimento tem prioritariamente mais segurança, isto é, os países ricos.

Em contrapartida, no rastro da globalização, vieram benefícios de várias naturezas, como a cultural, por exemplo, a difusão de conhecimentos. Em alguns casos, porém, o movimento global trouxe consigo uma forte ameaça a culturas regionais e, para alguns povos, até a destruição da sua história.

Nesse mundo capitalista atual, economias antes prósperas podem entrar em colapso do dia para a noite. E há casos como o da África, um continente inteiro padecendo por guerras intermináveis, terrorismo e miséria. Nesses países, a morte e a violência fazem parte do cotidiano.

Nas nações mais ricas a exclusão e o desemprego também acarretam perdas de valores, que se traduzem pela banalização da corrupção, aumento da delinquência e da violência.

No Brasil, para sobreviverem, as grandes corporações estão se tornando globais para se manterem no mercado. Globalização é, em outras palavras, o aumento da concorrência, da competição, da conquista de mercados e de culturas. Mais do que necessárias à vida, as mudanças são a própria vida. Fazem parte da evolução humana e são cada vez mais aceleradas pelos efeitos da globalização. As exigências de adaptação acontecem na mesma proporção. Diante de tantas mudanças enfrentadas no cotidiano, o estresse encontra terreno fértil para se implantar.

Um bombardeio de informações é descarregado nos computadores e as atividades ligadas à informática aumentam ainda mais os níveis de estresse. Conectados a esses escritórios virtuais e a um, dois ou até três celulares, esses profissionais estão alcançáveis 24 horas por dia, durante sete dias da semana. Trabalham em média 50 horas semanais e, nas suas empresas, tomam decisões sob pressão.

São indivíduos – homens e mulheres – cobrados de forma implacável por seus superiores. Eles precisam sempre melhorar a produtividade, aumentar as vendas, cortar custos, ganhar escala... Têm a emoção focada no trabalho, onde a competição pode ser muito acirrada.

As empresas deveriam estimular seus colaboradores estratégicos a tirar férias e investir no lazer. Muitos não sabem delegar e, por insegurança, não transmitem a seus colaboradores informações importantes sobre o desenvolvimento do seu negócio. São profissionais que, ao se afastarem por longos períodos, como, por exemplo, para um tratamento de saúde, provocam quebra da engrenagem empresarial, com grandes perdas e disseminação de insegurança no seio da empresa.

O executivo *workaholic* está perdendo terreno no campo empresarial, pois, paradoxalmente, o risco para a sua saúde acaba representando uma ameaça à segurança da empresa. Felizmente essa cultura está mudando gradativamente.

A rotina dos executivos é uma roda-viva massacrante. Viagens frequentes, com fusos-horários desnorteantes resultam em noites maldormidas que agridem enormemente seus relógios biológicos. Agendas rígidas, metas ambiciosas e desafios humanamente impossíveis de serem realizados fazem com que coloquem a vida pessoal em segundo plano, com pouco espaço para a individualidade. Em boa parte dos casos esses profissionais "moram" no trabalho e, eventualmente, dormem em suas casas.

No campo familiar, sobram conflitos. Os filhos cobram a presença e os pais se angustiam. As separações conjugais se multiplicam e a célula familiar vai se desfazendo. Os filhos e pais, em geral aposentados, representam preocupações constantes que aumentam o estresse.

No terreno pessoal, uma mudança de emprego ou de cidade, a busca do próprio negócio, a volta ou o abandono dos estudos, a procura de um novo relacionamento, o desemprego súbito – tudo pode se tornar um conflito amplificado e difícil de administrar. Sem tempo para uma reciclagem profissional e muito menos disponibilidade emocional para um *hobby* ou lazer, os executivos são reféns de um modo de vida monocórdio e pouco criativo. Dormem com imagens de violências pela televisão e despertam com mais violência e escândalos estampados nos jornais durante o café da manhã. A fadiga é permanente e as doenças crônicas começam a ganhar terreno. É na confluência, muitas vezes caótica destes cenários – global, empresarial, familiar e pessoal –, que vive a maioria de nossos executivos.

Não temos dúvidas em afirmar que a saúde dessas pessoas é vítima, muitas vezes fatal, da globalização, fenômeno que a economia transferiu para a medicina e que é cenário do estresse crônico.

Todos estes agentes estressores do meio, combinados com hábitos nocivos à saúde, como alimentação desequilibrada, sedentarismo, tabagismo, excesso de bebidas alcoólicas ou noites maldormidas, formam condições propícias para o aparecimento, em grande escala, das doenças modernas, aquelas que mais matam e incapacitam os homens no início do século XXI.

No último século, a medicina evoluiu bastante, os medicamentos se tornaram mais precisos e os procedimentos médicos menos invasivos, assim como os meios de diagnóstico. Hoje não temos dúvidas do papel do estilo de vida, dos hábitos nocivos à saúde e das agressões do meio no desenvolvimento das doenças da modernidade. O estresse crônico é o inimigo número um da saúde dos que vivem nos grandes centros urbanos, que tomam decisões e fazem de suas vidas um constante desafio. Por trás dessa patologia, está o nosso cérebro emocional. É ele que processa todos os agentes estressantes do meio em que vivemos.

I - O CÉREBRO EMOCIONAL

> Do cérebro e apenas do cérebro nascem nossos prazeres,
> nossas alegrias, nossos risos e nossas lágrimas.
> Através dele, pensamos, vemos, ouvimos e distinguimos
> o feio do belo, o mau do bom, o agradável do desagradável.
>
> Hipócrates (séc. III a.C).

AS EMOÇÕES NO CORAÇÃO

A estrutura emocional

Cabe perguntar: o que seria da emoção se ela não provocasse um batimento acelerado do coração, uma pele ruborizada, uma dor de cabeça, uma respiração ofegante, um nó na garganta, uma agitação das mãos, uma paralisia das pernas?

Desde o nascimento somos nutridos tanto de emoções como de leite. Não é exagero dizer que a falta de um ou de outro desses elementos pode conduzir o recém-nascido à morte. Não se vive sem afeto. Freud e depois os psicanalistas demonstraram como as primeiras emoções estruturam a personalidade. Na vida adulta evoluímos, apesar de emoções vividas na fase de crescimento. Uma das principais vantagens da maturidade e da experiência é saber identificar nossas emoções e, em alguns casos, até domesticá-las progressivamente. Pois, embora componente de nossa psique, que nos identifica e nos singulariza, a emoção parece ter uma certa independência em relação a nós mesmos. Gostaríamos, por exemplo, de não corar quando nos provocam ou nos constrangem, mas a emoção aflora sem que possamos controlá-la. É nisso que ela parece irracional. Por isso é comum dizer que "o coração tem razões que a própria razão desconhece".

Para muitos, o mundo perfeito não teria emoções, tudo seria racional, refletido, calculado. Mas que sentido teria a existência? O ser humano sem emoção seria como uma máquina. As emoções são tão inerentes ao ser, que segundo alguns estudiosos, estão inscritas no nosso patrimônio genético. Segundo Darwin, existiriam seis emoções que são comuns a toda humanidade, independentemente da cultura: alegria, tristeza, surpresa, medo, desgosto e raiva. Há quem associe essa visão das emoções a das cores. A variedade de matizes que enxergamos seria uma mistura entre as cores de base. No caso das emoções, as tonalidades seriam infinitas.

As emoções regulam nossa percepção do meio e as relações com as pessoas. Em decorrência das emoções nos aproximamos ou nos afastamos, às vezes pelas mesmas razões, mas administrando as emoções diferentemente.

Criatividade e capacidade de decisão

Determinadas pessoas são capazes de colocar tanta energia naquilo que nos parece pouco importante, até mesmo insignificante. Observe, por exemplo, como uma criança pode passar horas numa praia sem o menor sinal de cansaço procurando conchinhas ou fazendo castelos de areia. Note como um atleta treinará todos os dias, com determinação, para bater um recorde ou vencer uma competição. Muitos empresários, depois de ganharem muito dinheiro, sem, por vezes, jamais poder gastá-lo, continuam querendo mais poder, mais dinheiro e mais sucesso.

Por trás dessa enorme energia, existem emoções que nos estimulam, que se tornam uma necessidade interior. Estão ligadas à satisfação de nossas necessidades básicas e são fundamentais para gerar o impulso que nos faz levantar todas as manhãs. Outras emoções respondem por atitudes deliberadas que adotamos em nossas vidas.

Certas drogas, como os neurolépticos, atenuam as emoções. Pessoas sob o efeito de doses elevadas deste medicamento procedem como verdadeiros zumbis. Parecem realizar suas rotinas de forma mecânica, sem nenhum entusiasmo nem vontade.

Tudo que fazemos envolve emoções. Um de nossos grandes desafios na vida é saber utilizá-las como estímulo à ação, em vez de nos inibir ou de nos bloquear. Ocorre que esta dualidade é uma das principais características das emoções, cujos efeitos sobre nosso comportamento são muitas vezes imprevisíveis. Um exemplo é o medo, que tanto pode ter efeito paralisante, como nos impelir para a ação e a superação de algum problema.

Como temos ideias? Em primeiro lugar devemos sentir a necessidade delas. É preciso que algo nos provoque de tal forma que mobilize o nosso cérebro no mesmo sentido. Elaboramos nossos pensamentos, sem hora e local determinado – às vezes, a solução para um problema pode surgir até durante o banho.

A emoção pode emergir sob a forma de tensão, preocupação ou inquietude, colocando nosso cérebro em um estado de excitação. Ou se manifesta através do prazer da descoberta, da emulação criativa, processo que, normalmente, resulta no aparecimento das soluções mais inventivas para os problemas.

No plano profissional é comum a empresa estimular o florescimento de ideias através de um *brainstorming* entre seus colaboradores. Neste caso, cria-se um clima lúdico, no qual os participantes são instados a fazer associações de palavras e de ideias, e é natural contestarem-se uns aos outros. Não importa que em meio ao turbilhão de ideias surjam algumas aparentemente absurdas ou incoerentes: é desse livre-pensar que emerge o novo. No fundo, a origem de tudo é a emoção.

Por isso, por não saber reproduzir as emoções no plano da inteligência artificial que os computadores não têm ideias. Numa brilhante alegoria do conflito homem x máquina, Stanley Kubrick mostrou no seu filme *2001 Uma odisseia no espaço*, o quanto o computador pode ser nocivo se agregar características humanas.

O mesmo vale para a tomada de decisão. Os que decidem baseiam-se em instrumental racional, como a capacidade analítica, de síntese, o rigor na coleta de informação. No entanto, quando ele está pensando, no momento preciso da decisão, o que acontece?

Do ponto de vista das escolhas que somos obrigados a fazer na vida podemos afirmar que há uma emoção intrínseca no ato de decidir entre uma coisa e outra. Decidir, de certa forma, é uma opção de risco (o de se enganar) e de renúncia (ao que não foi escolhido). O investidor assume riscos ou então renuncia à possibilidade de ganhos maiores. Logo, se quem decide é alguém que não gosta de riscos, optará por um tipo de investimento mais conservador. Se, ao contrário, excita-se com o risco, escolherá a alternativa que implica mais insegurança. Nos dois casos, os supostos aplicadores estarão convencidos de que suas decisões estão amparadas em argumentos racionais. Na verdade, não estão. Estudos sobre decisões econômicas mostraram que a carga emocional ligada ao risco é predominante em relação aos aspectos racionais. Eis aí uma das numerosas armadilhas provocadas por nossas emoções. Muitas vezes, elas nos fazem agir contra nós mesmos.

As decisões nem sempre geram altos riscos.

Combustível da vida

É importante insistir nesse ponto. Nós vivemos para e por nossas emoções. O amor, este sentimento que nos faz mover montanhas e cometer os atos mais impensados, repousa sobre nosso sistema emocional. Sem as emoções não teríamos a ambição que nos estimula a obter mais e melhor ou a frustração de não conseguir o que queremos ou, ainda, o prazer de um encontro. Cada momento de nossa vida é colorido pelas emoções. Sem elas viveríamos em um ambiente sem graça, no preto e branco.

Diferentes doenças psíquicas são caracterizadas pela subtração de certas emoções. A mais conhecida é a depressão, uma doença caracterizada por emoções negativas: tudo fica escuro, o futuro parece incerto e o ambiente transmite pessimismo e abandono. Quem tem depressão sabe a que ponto esse estado é capaz de produzir sofrimento; a perda de emoções positivas sempre acarreta a perda do *élan* vital. Pequenos problemas ou mesmo situações banais do dia a dia passam a exigir esforço hercúleo e grande carga de energia para serem equacionados. Frequentemente, os depressivos falam, a nós médicos, que prefeririam a dor física à emocional.

A publicidade também vive de provocar emoções. Os produtos devem ser apresentados para que o público fantasie performances, status, poder de realizações. A emoção é o principal argumento de venda para os mais diversos produtos ou serviços.

Vetor do comportamento

Em síntese, há emoção por trás de qualquer ato humano. O nosso comportamento, entretanto, não ocorre espontaneamente, mas obedece a uma lógica de funcionamento.

Há a ideia de que comportamentos sejam forjados progressivamente, desde criança, através de um determinado tipo de educação. Talvez, mas o aspecto educacional pode ser insuficiente para explicar a personalidade de um indivíduo. Filhos de um mesmo pai e mãe, criados da mesma maneira, têm comportamentos diferentes. Além disso, é comum que muitos filhos não absorvam boa parte dos ensinamentos transmitidos por seus pais.

No início da vida adulta, nos distanciamos de nosso modelo educacional para adotar comportamentos que julgamos apropriados ou úteis para o nosso estilo de vida, mas, sobretudo, em consonância com nossos valores, a percepção de nossos direitos e deveres etc. Essa visão das coisas, chamada representação, nos permite dar sentido ao conjunto de informações às quais somos confrontados. Ela funciona também como uma necessidade interior, que está presente em relação a tudo que se faz, alimenta uma emoção, em certos casos a da culpabilidade de errar. O comportamento meticuloso atende à necessidade de não se sentir culpado. Logo, é determinado por uma emoção.

À medida que crescemos, entretanto, nossas representações mudam, determinando mudanças também em nosso comportamento.

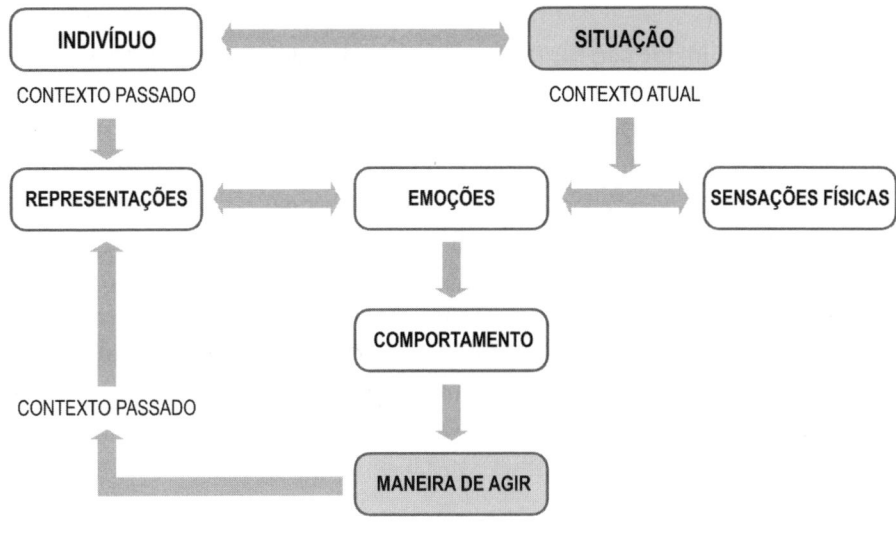

Figura 1

Comportamento X emoções

Ainda que constatemos o quanto podemos nos beneficiar de nossas emoções, nem sempre controlamos este tipo de interferência em nosso comportamento.

Inicialmente, como falamos, isso acontece porque não conseguimos escolher as emoções que gostaríamos de sentir, e tudo aquilo que não controlamos nos inquieta a priori. Além disso, embora sejam manifestações humanas, as emoções podem perfeitamente ter uma natureza irracional. É como a criança que tem medo do escuro. Objetivamente, o risco não está no claro ou no escuro, entretanto o sentimento de medo está presente. O mesmo ocorre com quem tem pânico de viajar de avião e, paradoxalmente, não sente medo de andar de carro quando, estatisticamente está provado, é mais perigoso que voar. Enfim, a emoção alheia pode ser incompreensível para quem não está envolvido com ela.

Todos nós conhecemos e ouvimos falar de pessoas arrasadas pela emoção. A literatura está repleta destes casos. Nas grandes paixões, tal como no mito Romeu e Julieta, a morte tem mais sentido que a separação. Há também emoções predadoras, como o ciúme, o desejo de vingança ou a que advém do vício do jogo.

Ou seja, aquilo que não controlamos, que não podemos entender e que consideramos uma ameaça é inquietante em si. No entanto, é a especificidade de cada emoção que distingue o que é bom do que é ruim. Quem não sabe enfrentá-la procura desdenhá-la, evitá-la ou freá-la ao máximo, esquecendo que não se vive sem emoções. É grande a tentação de racionalizar tudo, sobretudo na vida profissional. Os dirigentes empresariais tendem a afirmar que a emoção não tem lugar no trabalho. Como se eles não fossem guiados e motivados por ela. O estresse crônico vivido por muitos nos dias atuais é uma emoção destruidora. No seu meio (pessoal, familiar, profissional), as pessoas convivem simultaneamente com várias emoções negativas em seu cotidiano, as quais se acumulam; sem ter como responder a tantas exigências, o indivíduo propicia o surgimento das doenças.

A ANATOMIA DA EMOÇÃO

A emoção é geralmente definida como uma reação afetiva que se manifesta por diversas alterações fisiológicas (aumento do ritmo cardíaco, palidez, tremores etc.) e corporais (riso, choro etc.). É uma reação instintiva ao meio que se manifesta a priori. Compreende-se as coisas antes pelas emoções do que pela inteligência. Por exemplo, sentimos medo antes mesmo de entendermos a natureza do perigo.

As emoções passam pelo corpo em manifestações às vezes extremas (aumento da pressão arterial, infarto do miocárdio, acidente vascular cerebral, câncer etc.). A conexão entre o cérebro e o corpo existe para que possamos ajustar nossas emoções ao nosso cotidiano.

Por várias razões, sobretudo religiosas, a ciência manteve uma separação entre o corpo e o espírito. No século XVII, para Spinoza, o espírito e o corpo deviam ter uma raiz comum. A posição, corajosa para a época, permaneceu incompreendida e, durante muito tempo ainda, o dualismo cartesiano perdurou.

Hoje ainda temos dificuldade em admitir que nossos sentimentos, esses fenômenos tão pessoais e íntimos, possam ter uma base física. Como se, reconhecendo-os desta forma, eles perdessem toda a dignidade.

No entanto, quanto mais a ciência progride, mais se compreende o circuito nervoso, e descobrem-se novas nuances do funcionamento do cérebro. Durante muitos anos, a iniciativa dos pesquisadores era reducionista: iam da parte maior à menor, do conjunto de células à molécula. Conhecer os elementos de um sistema, porém, é insuficiente para se ter uma visão global. Hoje nos encontramos diante de muitos conhecimentos, a partir dos quais é preciso reconstituir um conjunto de extraordinária complexidade. Nesse sentido, o grande desafio científico do futuro é justamente a definição de novos conceitos capazes de avançar na abordagem dessa complexidade.

As emoções são manifestações visíveis e detectáveis no organismo (através de dosagem de hormônios ou registros gráficos) e, para entendermos sua transmissão para o corpo, precisamos conhecer um pouco da organização do nosso sistema nervoso.

A partir daí, entenderemos por que, diante de uma emoção como a alegria, os sintomas físicos podem ser uma aceleração do ritmo cardíaco, excitação ou a sensação de muita energia. Ou, diante de outra emoção, como o medo, podemos sentir tremor, dificuldade para respirar ou palidez cutânea. A reação do organismo face a uma emoção ou a um estresse é idêntica, pois ambos fazem o mesmo percurso no nosso corpo. Diante de um estresse intenso, crônico, duradouro, o nosso corpo responde com doenças das mais diversas gravidades.

Os caminhos da emoção

Não existe estrutura viva mais complexa que o sistema nervoso. Várias são as estruturas anatômicas envolvidas em sua constituição. Bilhões de células, com funções específicas, integram-se num sistema que comanda nossa existência.

As células que no tecido nervoso transmitem o impulso nervoso são chamadas neurônios, conforme figura 2.

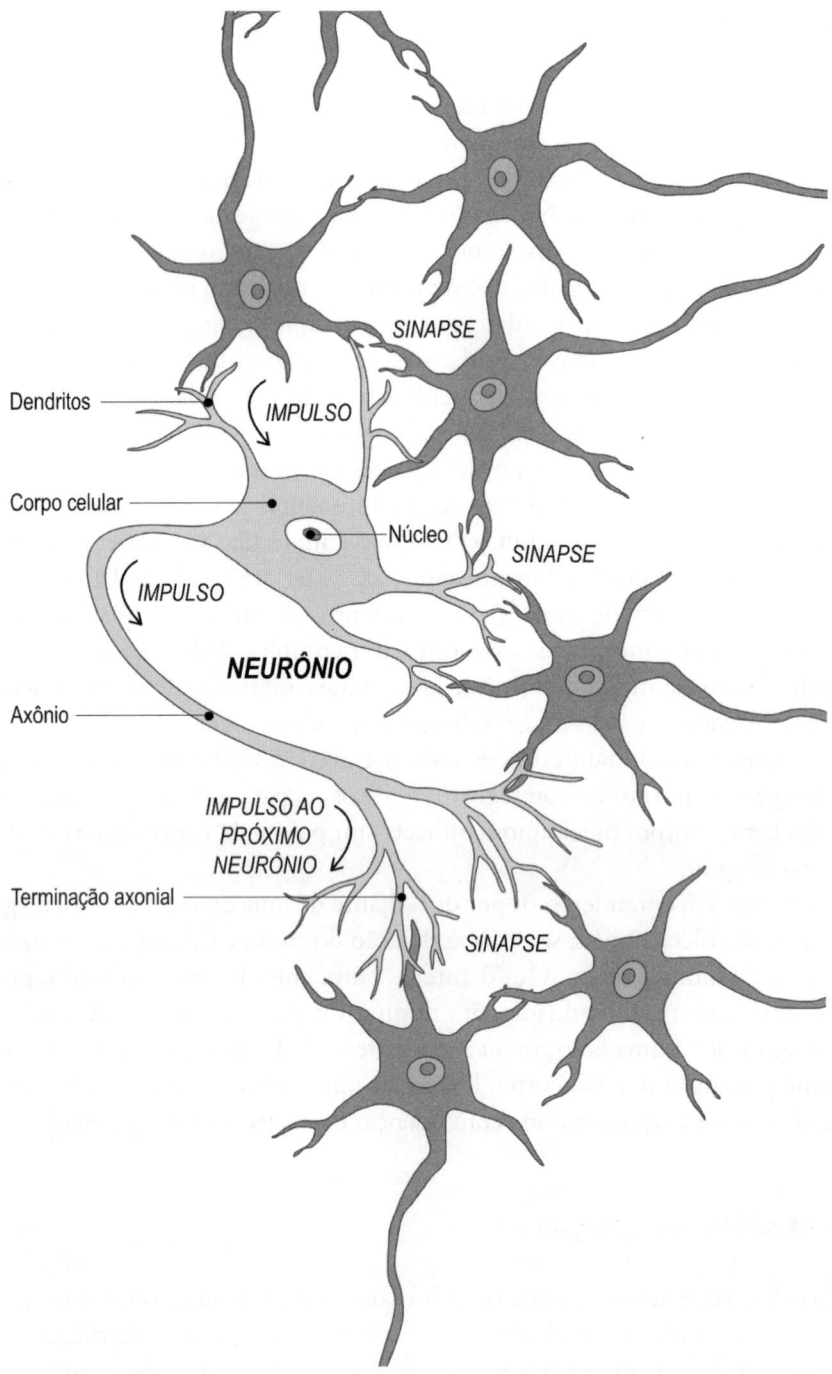

Figura 2

O neurônio tem uma morfologia fácil de ser reconhecida. É composto pelo corpo celular, um núcleo, que mede um décimo de milésimo de milímetro, e prolongamentos longos e finos, os axônios e dendritos. Existem neurônios com prolongamentos que transportam impulsos nervosos até um metro de distância do corpo celular. Mas, no tecido cerebral, a maioria dos neurônios está conectada por esses prolongamentos com células vizinhas muito próximas uma das outras. Cada neurônio do cérebro, através de seus prolongamentos, está em contato com um universo de 10 a 100 mil outros neurônios, o que corresponde a um número astronômico de 10^{16} contatos. A título de comparação, esta ordem de grandeza corresponde à medida em milímetros, que pode ser contada entre o Sol e Plutão, o planeta mais distante do sistema solar.

A física e a química transportando emoções

Os axônios que partem dos corpos celulares dos neurônios são como fios naturais que transportam o impulso nervoso através de um sinal elétrico extremamente veloz (três milésimos de segundo).

O impulso nervoso se manifesta como uma corrente elétrica. Na realidade, é uma força muito rápida de íons que entram e saem da membrana da célula nervosa. Seria mais correto falar de sinal iônico.

O que se constata no tecido nervoso? Os contatos estabelecidos entre os neurônios são chamados de sinapses (figura 2). O elemento pré-sináptico, onde chega o impulso nervoso, e o pós-sináptico, que dá sequência na transmissão do sinal, diferem muito em seus aspectos. O pré-sináptico, por exemplo, contém em sua extremidade grande quantidade de vesículas, ausentes no pós-sináptico.

Observa-se que, ao nível da sinapse, os dois neurônios em contato não se tocam. Um espaço entre 20 e 50 nanômetros (20 e 50 milionésimos de mm) os separa. É a fenda sináptica.

O impulso nervoso não pode passar livremente ao nível da sinapse, pois o líquido que preenche a fenda é um excelente isolante. E esta fenda é muito grande se comparada ao tamanho dos íons, cujos movimentos de entrada e saída da membrana do neurônio sustentam o impulso nervoso.

Assim, o sinal nervoso é elétrico até o momento do encontro com a sinapse. A transmissão do impulso nervoso, de um lado e de outro da sinapse, ocorre, mas de outra forma. Neste caso é um sinal químico que, através do espaço da fenda, passa do neurônio pré-sináptico para o neurônio pós-sináptico.

Esse sinal se apresenta sob a forma de uma substância química particular que se chama neurotransmissor (neuro, pois se refere ao sistema nervoso; e transmissor, substância que, uma vez elaborada, promove o funcionamento de diversas estruturas), estocada nas vesículas do elemento pré-sináptico. O cérebro humano funciona com uma infinidade de circuitos nervosos, todos baseados em dezenas de neurotransmissores diferentes.

Durante muito tempo acreditava-se que um determinado neurônio liberava somente um tipo de neurotransmissor. Com o avanço da ciência, que, seguramente, ainda revelará muitas descobertas neste campo, foi possível identificar vários tipos de neurotransmissores, entre os quais, podemos destacar:

A ACETILCOLINA é um neurotransmissor que inicia a contração muscular e estimula a secreção de certos hormônios. No cérebro, participa do despertar, da atenção, da reação de raiva, da agressão, da sexualidade e da sede. Também participa das ações do sistema parassimpático.

A DOPAMINA é um estimulador responsável pelo controle dos movimentos e da postura. Regula também o humor, a fome, a sensação de calor e frio e a atividade sexual. A perda de dopamina em certas partes do cérebro acarreta a rigidez muscular, típica da doença de Parkinson. Sua cadeia molecular é muito próxima da adrenalina e da noradrenalina.

A NORADRENALINA age no sistema simpático para coordenar a reação de luta ou fuga gerada pelo estresse. As alterações da atividade deste neurotransmissor podem ter repercussões em uma série de funções, entre elas na frequência cardíaca e na pressão arterial.

A SEROTONINA contribui em diversas funções do organismo, como a regulação da temperatura, do sono, do humor, do apetite e da dor. Uma desordem nas suas ações pode conduzir à depressão e ao suicídio.

O GABA (ácido gama-aminobutírico) é um neurotransmissor inibidor muito disseminado nos neurônios do córtex cerebral. Contribui para o controle motor, da visão e de várias outras funções do córtex. Regula também a ansiedade.

A ação do neurotransmissor é muito fugaz. E muito concentrada, pois uma "descarga" de moléculas de neurotransmissor é liberada na fenda sináptica no momento em que um impulso nervoso chega no elemento pré-sináptico. Tão logo as moléculas liberadas atravessam a fenda, vão se fixar nas moléculas do receptor que recobrem a superfície do elemento pós-sináptico. Os receptores são proteínas que, por natureza, fixam uma molécula do neurotransmissor de forma muito específica, tal como uma fechadura que se adapta a uma só chave.

Uma vez fixada na fechadura, esta chave, que é o neurotransmissor, abre uma "porta". O fenômeno iônico ocorre quando os receptores fixam o neurotransmissor e se reinicia a formação de um novo impulso nervoso que, por sua vez, se propaga no neurônio seguinte até a próxima sinapse. Assim, a mensagem nervosa passou. Isso vale para todo o nosso sistema nervoso, inclusive para as emoções.

Em nosso cérebro, existe um centro que regula as emoções.

Sistema límbico – o Cérebro Emocional

O ser humano é um ser físico, intuitivo, emocional e intelectual. Liga-se ao mundo de forma lógica e racional, e de maneira analógica e intuitiva. De uma maneira esquemática, o cérebro humano é constituído de três camadas superpostas ao longo de sua evolução:

- Cérebro primitivo – instintivo e reflexo;
- Cérebro intermediário – emocional, formado pelas estruturas do sistema límbico (figura 5);
- Cérebro superior – intelectual, compreendendo a maior parte dos hemisférios cerebrais, sendo o hemisfério direito intuitivo, sede dos processos simbólicos e analógicos, e o hemisfério esquerdo racional, sede da linguagem e dos processos lógicos.

O cérebro emocional controla a fisiologia do corpo: o ritmo cardíaco, a pressão arterial, o apetite, o sono, a libido e mesmo o sistema imunológico. Passam por ele todas as nossas emoções, o estresse, a depressão, a ansiedade etc. Como foi dito, as emoções desencadeiam no corpo reações visíveis (palidez, rubor facial, lágrimas, arrepios) e mensuráveis (dosagens hormonais, aumento dos batimentos cardíacos e da pressão arterial). O responsável pela regulagem desses fenômenos é o cérebro emocional, localizado na parte interna dos hemisférios cerebrais. O pesquisador americano Panksepp compara esse sistema com uma árvore com galhos que tocam o cérebro superior, um tronco que passa pelo cérebro emocional e raízes que mergulham no tronco cerebral.

Algumas estruturas do sistema límbico estão bem identificadas. Por exemplo, em situações de perigo, a amígdala cerebral recebe sinais do córtex e logo se inicia a reação de medo. A amígdala é a estrutura pertencente ao sistema límbico que identifica o perigo.

O Dr. Antônio Damásio, diretor do Departamento de Neurologia da Universidade de Iowa, nos Estados Unidos, tem feito experiências baseadas em imagens funcionais de diversas áreas do cérebro. Ao estudar a reação das pessoas no momento em que recordam eventos marcantes de sua vida, Damásio constatou, por exemplo, que alguns conjuntos de neurônios são mobilizados por certas emoções e que os mapeamentos cerebrais da alegria são diferentes dos da tristeza.

Até bem pouco tempo, o encefalograma era a exploração funcional clássica que registrava os potenciais elétricos na superfície do crânio. Mas já há alguns anos surgiram novas tecnologias não invasivas que permitem observar o cérebro em atividade:

O tomógrafo, que é um grande avanço em relação aos aparelhos para radiografias por raios X, produz imagens por cortes do cérebro, o que permite ver tumores ou acidentes vasculares cerebrais;

O PET (Tomografia por Emissão de Pósitrons) é um detector de microrradioatividade, muito utilizado em oncologia. O teste consiste em injetar-se oxigênio[15] e carbono[16] que, enriquecidos radioativamente, emitem pósitrons (partículas com cargas positivas, ao contrário do elétron). O cérebro demanda muito oxigênio de nosso corpo, que é consumido para atender as necessidades de determinadas áreas. Pode-se filmar as zonas cerebrais onde estas partículas serão metabolizadas. Elas estão diretamente implicadas nas emoções estudadas (figuras 3 e 4);

Ressonância magnética funcional: os princípios físicos são os mesmos da ressonância magnética anatômica. Entretanto, modificando-se certos parâmetros de aquisição de imagens, é possível visualizar as variações de quantidade de sangue no cérebro. Através destas variações, vinculadas à atividade dos neurônios, é possível "visualizar" a área cerebral envolvida na emoção.

As novas técnicas para obtenção de imagens cerebrais estão fornecendo mapeamentos espaço-temporais cada vez mais detalhados dos episódios elétricos e metabólicos que sustentam as atividades mentais.

Assim, o conhecimento mais aprofundado dos circuitos nervosos, neurotransmissores e suas cadeias moleculares, tanto quanto das ações dos hormônios no cérebro e da imunologia, demonstram que a pesquisa médica deve ser multidisciplinar e integrada. Estamos longe do mapeamento completo do cérebro, ainda uma "caixa-preta" que sempre estimulará as pesquisas médicas e, no século XXI ninguém subestimará a importância da emoção no processo mental. Entender o papel central que as emoções e os sentimentos ocupam no cérebro significa estar afinado com o que há de mais contemporâneo no estudo do comportamento humano.

Outra estrutura pertencente ao sistema límbico é o hipocampo que, acredita-se, esteja envolvido com os fenômenos da memória remota (fatos do passado).

O cérebro emocional

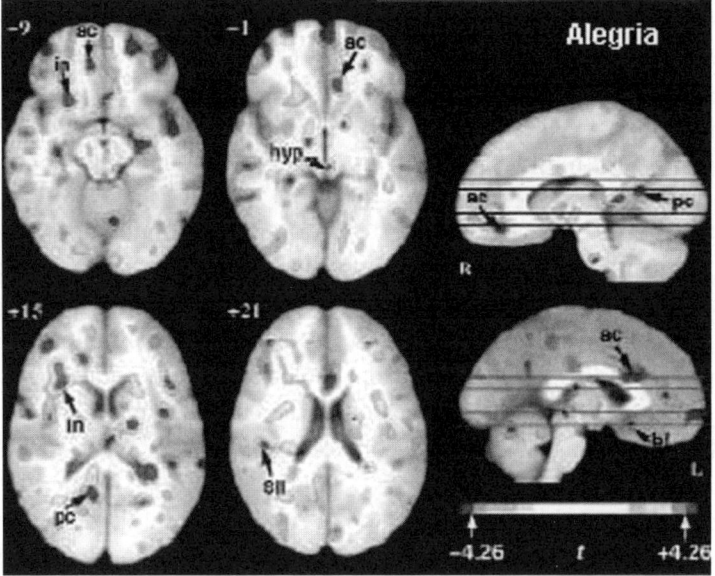

Figura 3

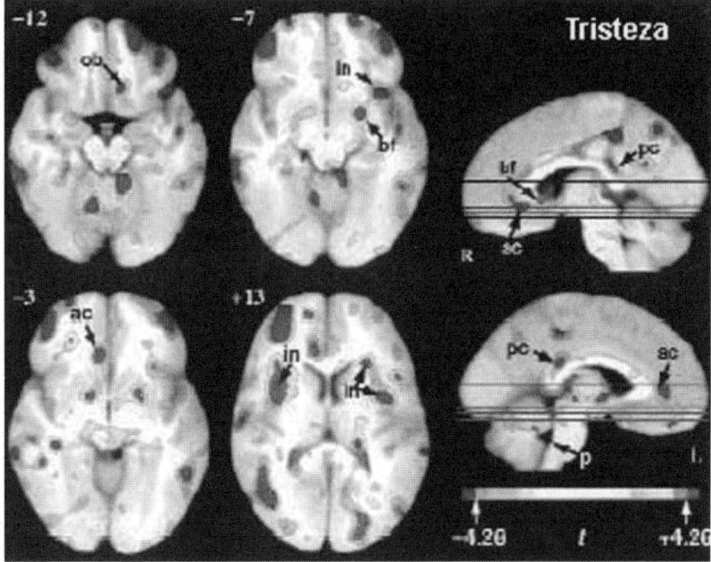

Figura 4

A memória é um dos aspectos importantes para defesa do nosso corpo. Quando nos lembramos de emoções desagradáveis, aquelas que nos remetem a situações que não queremos reviver, estamos no domínio da memória. É ela que regula o desejo de evitar uma lembrança desagradável. Ou, ao contrário, quando vivemos emoções positivas, a memória também é acionada. Assim, emoção e memória têm sua base no cérebro emocional.

A memória do passado não existe para que lembremos do passado, mas para prevenirmos o futuro. É um instrumento de predição. No caso de um infarto do miocárdio, pode-se ultrapassar a obstrução de uma artéria coronária através de uma ponte venosa (safena) ou arterial (mamária ou radial). Mas, para os traumas em nosso emocional, não existem substitutos. Estes precisam ser analisados e compreendidos para não se tornarem mais um elemento gerador de estresse no cotidiano. O estresse começa no cérebro, e se alimenta de pensamentos negativos repetitivos.

Portanto, os estudos de imagens do Dr. Antônio Damásio demonstram que as emoções tomam forma bem definida em várias regiões do cérebro e são integradas às informações que chegam ao corpo. Este, na sua totalidade, reage a eventos externos, aos quais dá um registro, uma "tonalidade", numa espécie de qualificação, positiva ou negativa. O que se passa, por exemplo, quando temos medo? Ao toque de uma sirene de alarme nossos olhos e nossos ouvidos enviam um SOS à parte do córtex voltada para o processamento das informações sensoriais. Ao mesmo tempo, o sistema límbico, o centro das emoções, entra em ação para também processar estas informações. A toda velocidade, hipocampo e amígdalas lhes atribuem um valor de prazer ou desprazer e iniciam os mecanismos da reação.

Continuando nos caminhos da emoção

O hipotálamo, mais um integrante do cérebro emocional, entra em ação para preparar o corpo para a reação de luta ou fuga. O cérebro deve também suas funções à existência de múltiplas relações que o unem ao resto do corpo. O corpo envia ao cérebro informações sobre o estado do mundo exterior e interior. Do seu lado, o cérebro controla o conjunto do organismo não somente pelas fibras nervosas do sistema nervoso autônomo (que correm pela medula espinhal até os órgãos), mas também por intermédio dos neurotransmissores que são utilizados nos receptores localizados nos órgãos. É dessa forma que influências vindas do resto do corpo podem também modificar o meio interno

O cérebro emocional

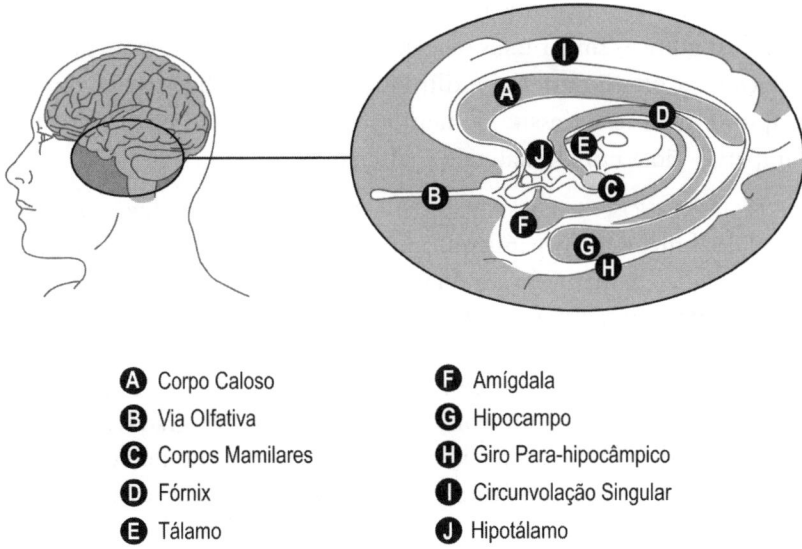

- Ⓐ Corpo Caloso
- Ⓑ Via Olfativa
- Ⓒ Corpos Mamilares
- Ⓓ Fórnix
- Ⓔ Tálamo
- Ⓕ Amígdala
- Ⓖ Hipocampo
- Ⓗ Giro Para-hipocâmpico
- Ⓘ Circunvolação Singular
- Ⓙ Hipotálamo

Figura 5

cerebral e criar emoções. Ocorre também que, inversamente, o cérebro contribua para modificar o meio interno do corpo a fim de prepará-lo para iniciar as reações de estresse.

O hipotálamo representa o estágio funcional mais elevado do sistema nervoso autônomo ou vegetativo. É ele que estimula ações em nosso corpo (que não controlamos) e está em conexão, através de circuitos nervosos (lembrar modelo comparativo de Panksepp), com outras áreas do cérebro, incluindo os núcleos vegetativos do tronco cerebral. Nessa região transitam as fibras nervosas que vêm e vão do corpo.

O vaivém da emoção está representado no Sistema Nervoso Autônomo. É formado por nervos que atuam na regulação das funções vitais internas e coordenam atividades como digestão, respiração, circulação sanguínea, e a temperatura do corpo.

O Sistema Nervoso Autônomo comandado pelo hipotálamo é subdividido em dois grupos de nervos:

SISTEMA NERVOSO SIMPÁTICO – A sua ativação prepara o organismo para a atividade física ou intelectual. Face a um agente estressor importante, é ele que orquestra a resposta. Dilata os brônquios (para recebermos mais oxigênio) e as pupilas (para enxergarmos melhor), acelera a atividade cardíaca (para, via corrente sanguínea, enviar mais oxigênio e energia para o corpo), aumenta a transpiração e a pressão arterial e diminui a atividade digestiva. Como foi dito, o impulso nervoso necessita de neurotransmissores. Os envolvidos na atividade simpática são a noradrenalina e a adrenalina.

SISTEMA NERVOSO PARASSIMPÁTICO – Sua ativação conduz a uma diminuição geral das funções do organismo, a fim de reduzir gastos energéticos. O que estava acelerado, aumentado ou dilatado pelo sistema simpático, contrariamente, no sistema parassimpático, estará lento, reduzido ou contraído. As funções digestivas e a libido são favorecidas, por exemplo, pelo parassimpático, cujo neurotransmissor é a acetilcolina. Segundo sua intensidade, assim, o reflexo vagal pode se resumir a um conjunto de sintomas desagradáveis ou provocar até uma perda de consciência. É iniciado pela atividade do nervo vago, a expressão nervosa do sistema parassimpático. Influencia o ritmo cardíaco, está sempre atuando e tem a função de moderar a rapidez de nossos batimentos cardíacos. Age em equilíbrio com o sistema simpático, que acelera nosso coração.

Numerosos reflexos que contribuem para a pulsação e as necessidades do organismo passam por esse nervo. Se um deles funciona em demasia ou de forma inapropriada, o nervo vago reduz bastante o ritmo cardíaco, produzindo baixa da pressão arterial e consequente mal-estar. Antes ou após este incômodo é comum o indivíduo vomitar, sentir náuseas e suar. Outros sinais são palidez extrema e pulsação baixa (menos de 50 batimentos por minuto). Raramente este mal-estar dura mais que alguns minutos.

Comparativamente, podemos afirmar que, enquanto o sistema simpático acelera, o parassimpático freia o nosso organismo.

> BR, 54 anos, diretor-presidente de grande grupo nacional da área de serviços, ao se servir de um caldo quente, durante um almoço com autoridades e clientes, foi acometido de mal-estar súbito seguido de desmaio, queda da pressão arterial, sudorese intensa e diminuição dos batimentos cardíacos. Em pouco tempo se recuperou. É provável que ele estivesse em jejum, com o estômago um pouco distendido por gases. Através do líquido quente ingerido, estimulou os filetes nervosos do vago, o que redundou no quadro descrito.

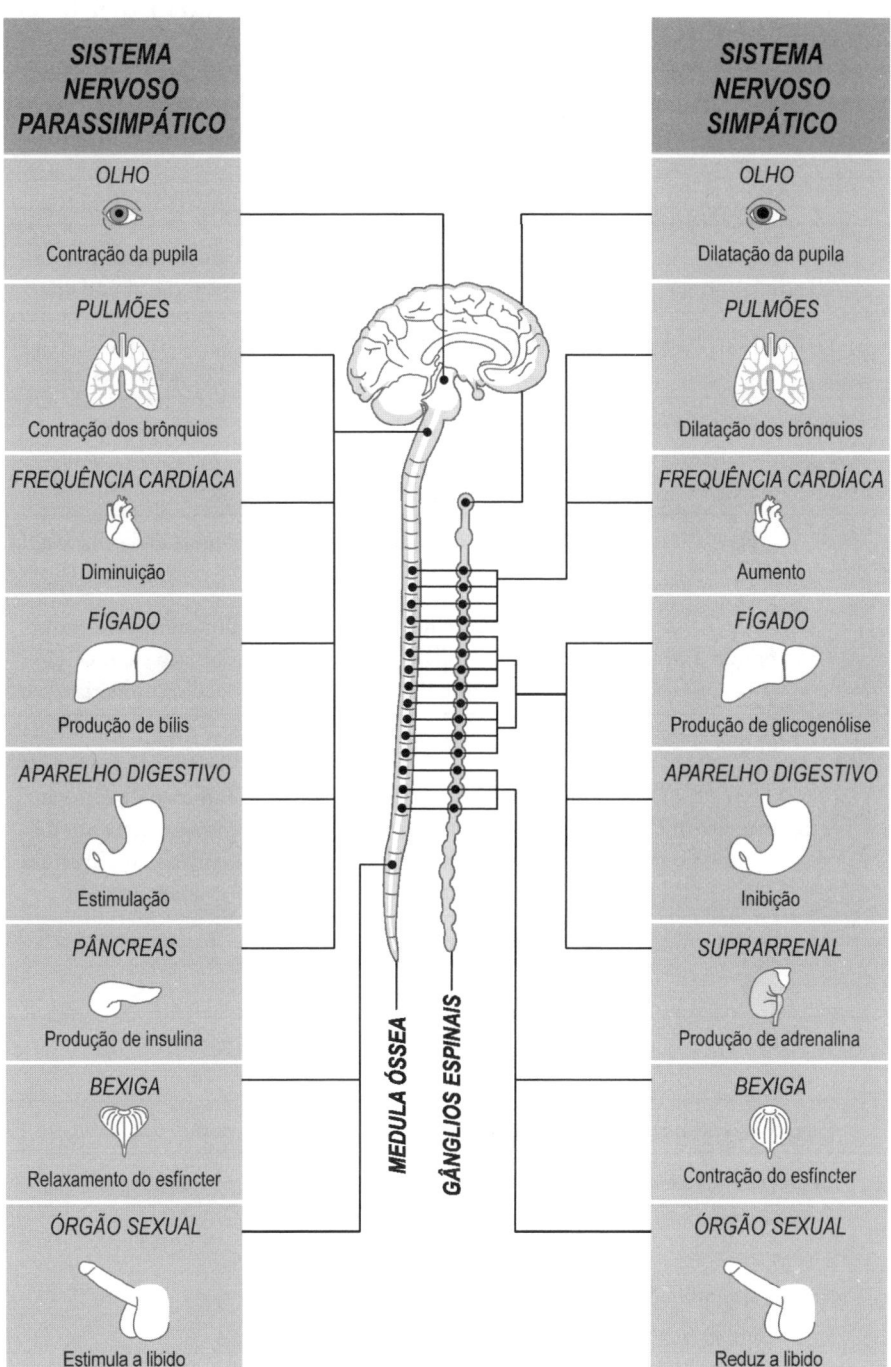

Figura 6

SISTEMA NERVOSO AUTÔNOMO
FUNÇÕES DO SIMPÁTICO E PARASSIMPÁTICO EM ALGUNS ÓRGÃOS

ÓRGÃO	SIMPÁTICO	PARASSIMPÁTICO
pupila glândula lacrimal	dilatação da pupila pouco efeito sobre a secreção	constrição da pupila secreção abundante
glândula lacrimal	vasoconstrição, secreção viscosa e pouco abundante	vasodilatação, secreção fluida e abundante
glândula sudorípara músculos eretores dos pelos	secreção copiosa ereção dos pelos	inervação ausente inervação ausente
rins	aumento da eliminação urinária	diminuição da eliminação urinária
coração	aceleração do ritmo cardíaco, dilatação das coronárias	diminuição do ritmo cardíaco e constrição das coronárias
brônquios	dilatação	constrição
tubo digestivo	diminuição do peristaltismo e fechamento dos esfíncteres	aumento da secreção gástrica, aumento do peristaltismo e abertura dos esfíncteres
bexiga	parede relaxada	parede contraída
baço	contração	–
fígado	aumento da produção de glicose por outras vias	–
genital masculino	vasoconstrição, ejaculação	vasodilatação, ereção
neurotransmissor	adrenalina	acetilcolina
glândula suprarrenal	secreção de noradrenalina (através de fibras simpáticas) aumento da secreção de adrenalina	–
vasos sanguíneos do tronco e das extremidades	vasoconstrição	vasodilatação

Hipotálamo-hipófise-glândula suprarrenal

Comandando o sistema nervoso autônomo, o hipotálamo sob influência das emoções, estimula o funcionamento da hipófise (figura 7), glândula com a qual mantém ligação direta. A hipófise comanda todo o sistema endócrino, inclusive a reação de resposta ao estresse. Só que, diferentemente do que ocorre com o sistema nervoso, a informação é conduzida por uma microcirculação sanguínea. Por meio dela, o HLC (hormônio liberador de corticotropina), produzido no hipotálamo, estimula a glândula hipófise a produzir o ACTH (hormônio córtico-estimulante), que será levado pela grande circulação até as glândulas suprarrenais. Estas, por sua vez, estimuladas pelo ACTH, produzirão os hormônios do estresse: adrenalina e cortisol.

Assim, quando o cérebro interpreta uma situação como ameaçadora ao equilíbrio interno (homeostasia), todo o organismo se mobiliza para desenvolver a Síndrome Geral de Adaptação ou Reação de Estresse.

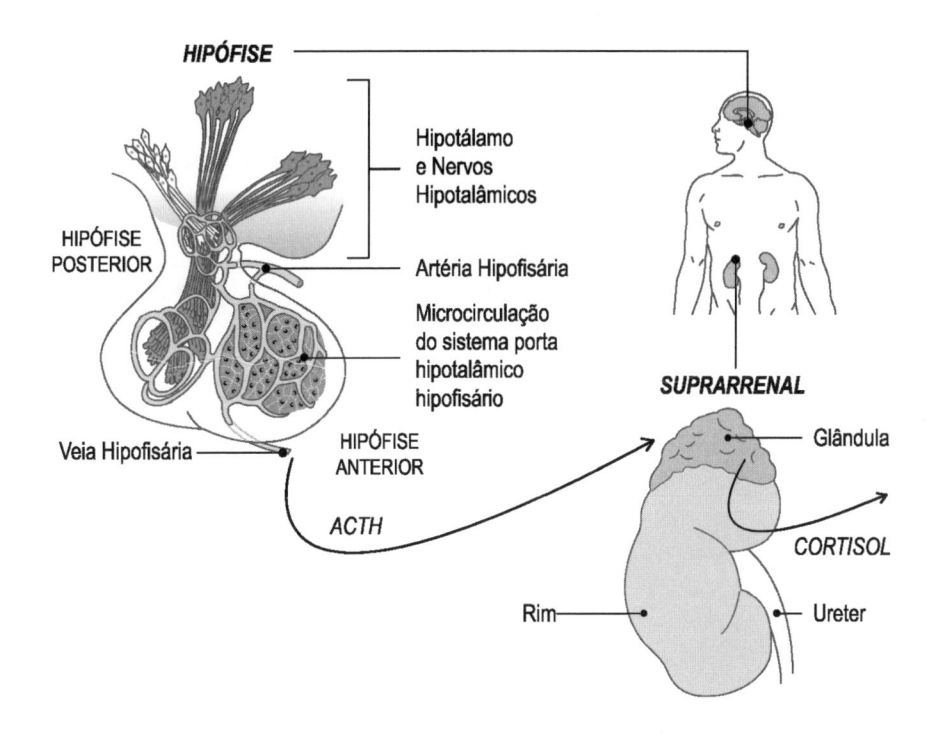

Figura 7

As emoções, como vimos, começam no cérebro e se propagam pelo corpo. A grande resposta do corpo ao estresse se faz a partir do eixo hipotálamo-hipófise-glândulas suprarrenais, portanto, da ligação do cérebro – sistema endócrino.

A natureza é sempre sábia. Nosso cérebro está protegido por uma caixa óssea e dentro dela, no osso que forma a base do cérebro, existe uma cavidade (portanto, uma caixa dentro de outra caixa) onde se situa a hipófise – a glândula comandante de todo o sistema endócrino. Ela mede aproximadamente 1,3 cm de diâmetro e está ligada diretamente ao hipotálamo. É dividida em duas regiões: anterior e posterior. Da sua região anterior, estimulada pelo hipotálamo, produz o ACTH, que estimulará as glândulas suprarrenais a produzir o cortisol. O hipotálamo também estimulará as glândulas suprarrenais na produção de adrenalina.

As glândulas suprarrenais são duas pequenas glândulas localizadas sobre os rins. Cada uma é constituída de duas partes: a medula suprarrenal, que é a parte central, e a córtex suprarrenal, que embala a glândula.

Na realidade, essas partes são duas glândulas distintas produtoras de hormônios, que caem na corrente sanguínea e são distribuídos por todo o corpo. A medula suprarrenal, quando estimulada, produz adrenalina; a córtex suprarrenal, também quando estimulada, produz vários hormônios, sendo um deles o cortisol (hidrocortisona).

De posse dessas informações, veremos como as emoções se manifestam em nosso corpo.

II - COMPREENDENDO O ESTRESSE

O desafio

O homem faz parte biologicamente de um conjunto de seres vivos – que vai do organismo monocelular, o mais elementar, passando por outros animais, ao topo da evolução.

Para sobreviver, todo ser deve vencer a luta que o opõe a seu meio, a seus congêneres e às outras espécies. A derrota é um sinônimo de morte e o sucesso significa crescimento e evolução.

Para o homem, superar seus desafios constitui uma motivação essencial para viver e se desenvolver. Somos motivados pela necessidade de dominar os desafios do cotidiano e, para evoluir, recebemos constantemente do meio informações sensoriais – as emoções. A superação de um desafio é uma fonte de satisfação, e gera sensação de bem-estar.

Os desafios estão aí, cada vez maiores. É preciso enfrentá-los sem expor a nossa saúde. Quando o desafio torna-se insuperável, para sobrevivermos, necessitamos que um sistema de defesa intervenha. Quando não há saída, o equilíbrio é rompido e a doença se instala.

Hoje a palavra estresse é das mais ouvidas – estresse, estressado, estressante, você me estressa! ... – se para alguns é algo externo, distante, para muitas empresas trata-se de um problema. No plano pessoal, as pessoas queixam-se de "nervosismo", "dores por todo corpo", "cansaço permanente", "desânimo", "exaustão", "palpitações", "queda do desejo sexual", "queimação no peito", "sufocamento" etc. Observe à sua volta. Quem, das suas relações, não tem se queixado de andar "estressado" ou de fazer alguma coisa "estressante"?

O estresse permanente, através de suas reações, provoca uma redução da capacidade para enfrentar os desafios do cotidiano. Segundo o pesquisador americano Herbert Benson, de Harvard, 80% de todas as consultas médicas realizadas nos EUA têm ligações com o estresse.

UM POUCO DA HISTÓRIA DO ESTRESSE

O conceito de estresse evoluiu muito ao longo da história da civilização. No início da era clássica, Heráclito foi o primeiro a sugerir que um estado estático, sem alteração, não era a condição natural. Pelo contrário, a capacidade de submeter-se à alteração constante, esta sim, era intrínseca a todas as coisas.

Pouco depois, Empédocles propôs a idéia decorrente de que tudo consistia em elementos e qualidades, em uma oposição dinâmica ou aliança, e que o equilíbrio ou a harmonia era a condição necessária para a sobrevivência dos organismos vivos. Cem anos depois, Hipócrates igualou a saúde ao equilíbrio harmonioso dos elementos, e a doença, a uma desarmonia sistemática destes elementos.

Os termos discrasia (uma mistura defeituosa dos elementos) e idiossincrasia (uma mistura própria dos elementos) são derivados do conceito hipocrático de saúde e doença. Hipócrates sugeriu que as forças perturbadoras que produziam a desarmonia derivam de fontes naturais e não sobrenaturais, assim como as forças de equilíbrio ou adaptativas. Seguindo essa linha de raciocínio, introduziu o conceito de que a "Natureza é a cura de doenças", uma noção mais tarde endossada pelos romanos quando se referiam às forças de equilíbrio, como Vis Medicatrix Naturae ou ao poder cicatrizante da natureza.

Nesse ínterim, Epicuro sugeriu que a mente poderia ser um dos fatores que influenciam as forças de cicatrização e escreveu que a ataraxia, ou "imperturbabilidade da mente", representava um estado particularmente desejável.

Nos anos da Renascença, Thomas Sydenham entendeu o conceito hipocrático de doença como uma desarmonia sistemática, trazida à tona por forças perturbadoras, quando sugeriu que uma resposta adaptativa a essas forças poderia, ela própria, produzir alterações patológicas.

No século XIX, Claude Bernard ampliou a noção de harmonia ou estado de estabilidade, ao introduzir o conceito do meio interno, ou princípio do equilíbrio fisiológico interno dinâmico. Foi Walter Cannon, posteriormente, quem cunhou o termo homeostasia, estendendo o alcance do conceito a parâmetros tanto emocionais quanto físicos. Cannon também descreveu a reação de luta ou de fuga e associou a resposta adaptativa ao estresse com a secreção de hormônios e suas ações.

Na década de 1930, Hans Selye tomou emprestado à física o termo estresse e o utilizou para expressar as ações mútuas de forças que têm lugar através de qualquer seção do corpo. Propôs que uma constelação de eventos psicológicos estereotipados e fisiológicos, ocorrendo em pacientes gravemente doentes, representava a conseqüência de uma ampliação grave, prolongada, das respostas adaptativas.

Referiu-se a este estado como Síndrome Geral de Adaptação ou Reação de Estresse, redefinindo o conceito de Sydenham de doenças de adaptação.

O impacto biológico

Normalmente não damos a devida importância ao nosso corpo. Não pensamos no funcionamento de seus principais sistemas, nem na forma como são integrados ou controlados.

Durante muito tempo ignorou-se que o sangue circulava sob pressão, e não se sabia direito o que se passava nos pulmões. O funcionamento do cérebro e do sistema nervoso era misterioso. Aliás, a despeito dos avanços científicos, em grande parte continua sendo.

Ao longo dos últimos 100 anos, as pesquisas esclareceram vários desses mistérios e evidenciaram o papel dos diversos órgãos e sistemas, assim como a forma como controlam e coordenam. Tornou-se evidente que todo ser vivo deva ter um sistema de controle que lhe permita transformar sua alimentação em energia, de se reproduzir, de garantir o desenvolvimento de seus embriões e de sobreviver em um meio hostil.

Nos últimos anos, as pesquisas sobre o funcionamento da célula e sua membrana permitiram compreender melhor como o cérebro transmite a emoção para todo o corpo, como ela se evidencia e como é registrada. Somos constituídos de vários conjuntos de células muito especializadas, a maioria com uma única função. Elas são reagrupadas em sistemas encarregados de assegurar a circulação do sangue, a produção de hormônios, o deslocamento do corpo.

É preciso que todas essas atividades sejam coordenadas para funcionar harmonicamente. Além disso, é necessário um sistema de supervisão para garantir a atividade corporal e para enfrentar as adversidades, assim como um sistema de manutenção.

Precisamos então atentar para os impactos em nosso corpo gerados pelo estresse do cotidiano cujas manifestações, como veremos, são as mais diversas.

O que é

O estresse é uma estimulação pontual – agressiva ou não – que produz um conjunto de reações no organismo, implicando respostas neuronais, neuroendócrinas, metabólicas e comportamentais. Essas respostas se organizam na Síndrome Geral de Adaptação ao Estresse, o que permite ao organismo adaptar-se para enfrentar o agente estressor, ou seja, qualquer nova situação. Toda a sensação que coloca o corpo em estado de alerta, um pensamento que seja, torna o indivíduo mais vigilante, provoca aceleração da respiração e da circulação, além de aumentar o metabolismo, a secreção de hormônios e de neurotransmissores.

Diante de tal situação o indivíduo se prepara para lutar ou fugir. Trata-se de um mecanismo de sobrevivência. É a reação ao estresse, uma resposta global do organismo, independentemente da natureza e da causa da agressão. De fato, todo agente estressor, físico ou psicológico, agradável ou não, provoca uma resposta global do corpo, idêntica e estereotipada: reação dos sistemas nervoso, endócrino, orgânico, vascular, muscular etc.

A reação ao estresse é, em princípio, normal, positiva, que visa mobilizar o potencial de ação do corpo. Mas a sua intensidade e, sobretudo, a sua duração conduzem ao esgotamento e à doença.

O estresse não é um fenômeno recente. Sempre existiu. Nas sociedades primitivas o homem era confrontado com perigos físicos. Ele lutava ou fugia e despendia a energia mobilizada e acumulada em seu organismo. Nas sociedades modernas, o homem é submetido permanentemente a situações estressantes as quais, por diversas razões, algumas de natureza social, não pode reagir. Toda essa emoção acumulada gera alterações fisiológicas. A resposta a essas "agressões emocionais" depende muito mais da nossa maneira de interpretá-las e de nos adaptar a elas do que das próprias agressões em si. Ora, se não é possível transformar o meio à nossa volta, há como compensar as consequências físicas do estresse, preservar o equilíbrio interior e, por consequência, o nosso grande capital, que é a saúde.

Reconhecendo o agente estressor

A resposta do organismo ao agente estressor (figura 8) põe em jogo uma estrutura formada pelo córtex cerebral, cérebro emocional, nervos do sistema nervoso autônomo e o sistema endócrino. Estes captam o estresse do meio ou aquele produzido pelo próprio corpo, como, por exemplo, a partir de pensamentos negativos, de acordo com três fases:

- recepção do agente estressor pelos órgãos sensoriais e suas inervações;
- programação da reação ao estresse ao nível do córtex e sistema límbico, que utilizam a memória de experiências passadas, a fim de elaborar uma resposta adaptada;
- início da resposta do organismo via cérebro emocional-hipotálamo que ativa o sistema simpático e as glândulas suprarrenais.

```
          AGENTE
        ESTRESSOR
             │
             ▼
        RECEPÇÃO
       PELOS ÓRGÃOS
        SENSORIAIS
   ┌─────────┴─────────┐
   ▼                   ▼
 CÓRTEX ◄──────► SISTEMA LÍMBICO
                (AMÍGDALA / HIPOCAMPO)
          SISTEMA              │
         SIMPÁTICO              ▼
 ÓRGÃOS ◄─┤              HIPOTÁLAMO
   │       HIPÓFISE ◄────┘
   ▼
 DEFESA DO
  CORPO
```

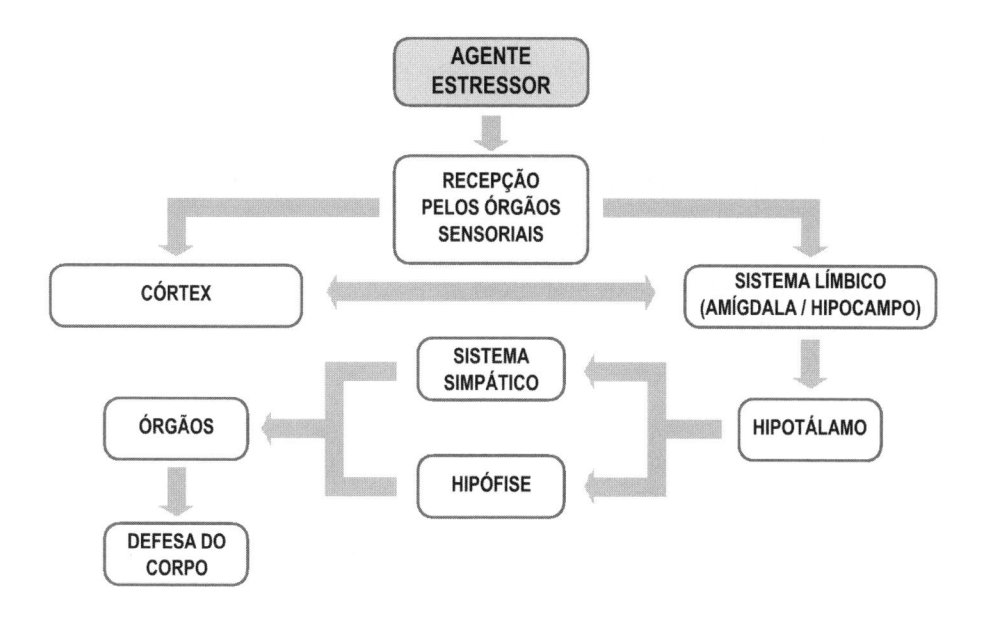

Figura 8

Quais são as principais causas do estresse?

Suas causas devem ser procuradas em tudo o que modifica as condições de existência. A lista é longa. Também é importante hierarquizar essas causas, o que é muito difícil, por que cada indivíduo reage de maneira diferente. E, o que é mais complicado, um mesmo fator de estresse pode variar de acordo com o momento (por exemplo, à noite, quando uma pessoa está exausta e se prepara para dormir, pode se estressar diante de um problema profissional, mas se sentirá estimulada e talvez o administre melhor em outra ocasião).

O ideal é que cada um procure as causas que lhe são próprias. Mas, para que este exercício seja realmente proveitoso, é bom registrar por escrito as observações sobre o estresse vivido. Este método tem a vantagem de assegurar o registro de eventos importantes do ponto de vista do estresse e, ainda, de fornecer material de análise por um longo período. Nesse ponto, é bom lembrar, a memória deforma e seleciona subjetivamente.

Neste sentido, são esclarecedores alguns estudos feitos em empresas brasileiras e estrangeiras. Eles apontam como uma das principais causas do estresse os conflitos entre as pessoas e não, como muitos pensam, a quantidade excessiva de trabalho ou o telefone que toca sem parar. Reagimos aos agentes estressores, em função de inúmeras variáveis. As mais comuns são:

CAUSAS FÍSICAS:
- fome, sede, condições climáticas;
- poluição, barulho;
- excesso de trabalho, cansaço;
- perturbações dos ritmos biológicos;
- desequilíbrios alimentares;
- constituição física;
- hereditariedade.

CAUSAS PSÍQUICAS:
- personalidade;
- histórico de doenças;
- estilo de vida;
- educação recebida;
- afetividade do meio;
- maneira pessoal de perceber o mundo e de reagir.

É possível se estressar sozinho?

Sim, aliás, é o que ocorre na maior parte dos casos. O acontecimento exterior é apenas o fator desencadeador do estresse. Toda a sequência do processo deve ser pesquisada no íntimo da própria pessoa. Muito frequentemente, o estresse tem a sua origem numa avaliação inadequada da realidade; sempre que os nossos desejos entram em choque com ela, há uma situação estressante. Os especialistas falam então de *distorções cognitivas*. Essa distância entre o que é e o que se acredita ver, ou o que se gostaria de ver, é o principal amplificador do estresse.

Como identificar

O estresse excessivo, diante das exigências e tensões da vida, se traduz em nosso corpo em bloqueios, desequilíbrios, dores, insônias e doenças. Como citado, o hipotálamo situado no cérebro emocional regula o funcionamento do sistema nervoso simpático, comanda as reações do sistema endócrino por intermédio

Compreendendo o estresse

da hipófise e determina a somatização das emoções. Sabemos que os pensamentos e as emoções influenciam o corpo e vice-versa. Assim, os sintomas físicos do estresse nada mais são que a transferência, para o corpo, de um conflito de natureza emocional.

Podemos listar três categorias de sintomas consideradas como indicadores de estresse:

EMOCIONAIS:
- insatisfação, tristeza, apatia;
- ansiedade, falta de autoconfiança;
- irritabilidade, desconfiança, arrogância, agressividade, revolta, raiva;
- fadiga intelectual, dificuldade de concentração.

COMPORTAMENTAIS:
- isolamento, distanciamento do trabalho e de responsabilidades;
- excesso de toda ordem: álcool, fumo, drogas;
- separações conjugais;
- dificuldade para gerenciar a própria vida; cuidar de si, dos seus e de seus bens.

FÍSICOS:
- fadiga, insônia, dores generalizadas, distúrbios digestivos, alterações circulatórias;
- esgotamento físico;
- doenças frequentes.

O estresse deteriora a vida pessoal e a do casal

O estresse se manifesta através de sintomas que, algumas vezes, se traduzem em estímulos e, outras, em aborrecimentos. Um estresse mal-administrado contribui, portanto, para degradar a qualidade de vida de um indivíduo. Podemos destacar quatro grandes registros de sintomas: a relação com os outros, a tensão física e psicológica, a queda da capacidade intelectual e as perturbações do sono, acompanhadas de fadiga.

O estresse atua como bola de neve. Tem efeito contaminador, pois se transmite de um meio para outro com muita facilidade. É comum que o estresse vivido por um executivo no trabalho acabe se transferindo para casa e deteriorando suas relações familiares – e vice-versa.

A instabilidade dos casamentos na sociedade contemporânea tem uma estreita relação com o estresse da vida cotidiana. Uma prevenção poderia ajudar os casais a gerenciar melhor as situações de estresse e a melhorar a convivência. No Brasil, menos de um terço dos casamentos termina em divórcio, para um índice um pouco menos elevado (36%) do que na Suíça. Nos EUA, a separação atinge entre 50 e 66% dos casais. Cresce exponencialmente o número de divórcios, que está se banalizando no mundo moderno. Mesmo assim, o casamento, apesar do que parece, sobrevive aos conflitos. Casar continua atrativo, tanto entre os novatos quanto entre os reincidentes.

Entre 75 e 83% dos divorciados partem para a segunda ou terceira tentativa de casamento. E isso apesar de uma taxa de divórcio ainda mais acentuada entre os que tornaram a se casar. Os casamentos entre solteiros ocorrem em 66% dos casos, indicando que, de uma forma ou outra, esta forma de união ainda seduz. De fato, as estatísticas demonstram que 95% dos americanos se casam ao longo da vida. Essa taxa é quase idêntica na França e na Alemanha, onde 63% das mulheres e 70% dos homens entre 20 e 60 anos costumam se casar.

Se a tendência ao casamento ou a manter uma relação íntima é muito forte nos dias atuais, suas dissoluções são mais impactantes na vida das pessoas. Aproximadamente 20% dos divorciados consideram essa solução como uma porta para a liberdade. A maioria, ao contrário, sofre enormemente. Além disso, entre os que se separam, constatam-se riscos elevados de alterações psíquicas ou psicossomáticas, como sono agitado, problemas sexuais, abuso de álcool ou de consumo de drogas, assim como uma probabilidade acentuada de suicídio. As consequências sobre os filhos podem ser também dramáticas.

Há algum tempo a psicologia do estresse estuda esse tema e tenta mostrar o seu papel e sua gestão na vida do casal. Durante o ano de 1993, na Alemanha, foi realizado um estudo visando a melhor compreender as consequências do estresse e sua gestão *vis-à-vis* a relação conjugal. Como o estresse influencia a interação do casal? Como gerenciar o estresse no plano individual e em conjunto? Quais são as consequências em longo prazo de um estresse elevado no cotidiano?

As respostas a estas perguntas foram baseadas em questionários preenchidos um ano após o primeiro encontro e revelam a experiência do cotidiano das pessoas. A amostra era composta de 70 casais germânicos, com nível universitário e idade média de 30 anos. A duração média da relação era de sete anos. A metade dos indivíduos era formalmente casada e 50% viviam juntos.

Os resultados das análises evidenciaram que o estresse, vivido no relacionamento íntimo e oriundo dos desgastes cotidianos, deteriora a satisfação do casal. Durante a experiência, foram constatadas diferenças significativas na interação dos cônjuges antes e após o início do estresse. Na comunicação entre os casais, evidenciava-se uma diminuição de observações positivas e um aumento de colocações negativas. A valorização do parceiro diminui de 40% em situação de estresse.

Entretanto, esta situação pode ser controlada por uma gestão adequada. Os casais que, por exemplo, procuraram relativizar os problemas, evitando se alterar, conseguiram reduzir sensivelmente seus efeitos negativos. Observou-se que estes tentavam mais frequentemente administrar o estresse em comum, apoiando-se mutuamente na busca do equilíbrio emocional.

Aqueles que, por outro lado, não mantiveram a calma e foram pródigos em fazer comentários desagradáveis entre si, mesmo sem verbalizar, apresentavam baixa interação. Constatou-se que a comunicação destas pessoas era hostil, sarcástica e deletéria. Ficou provado, portanto, que o estresse influencia na interação do casal quando sua gestão individual é inadequada.

Outro item do estudo revelou que os casais pouco interativos respondiam aos chamados verbais do parceiro em 46% dos casos, enquanto os mais comunicativos em 54%. A probabilidade de receber um apoio emocional do parceiro era o dobro nos casais felizes!

Síndrome Geral de Adaptação ou a Reação de Estresse

Em quase todos os tipos de enfermidades, foi possível demonstrar que a multiplicação dos acontecimentos da vida, isto é, a importância das mudanças a que um grupo de indivíduos é submetido, tem relação com o aumento do risco de futura eclosão da doença. Entre outros fatores (genéticos, por exemplo) o estresse é um dos principais responsáveis pela irrupção e prolongamento de doenças de diagnóstico às vezes difícil, para a maior parte dos médicos, sejam elas somáticas, sejam psíquicas.

A Síndrome Geral de Adaptação, como vimos, é uma resposta do organismo elaborada pelo córtex cerebral e sistema límbico (cérebro emocional). É transmitida ao sistema nervoso simpático, que estimulará todos os órgãos envolvidos na reação através da liberação de noradrenalina, e ao sistema neuroendócrino (hipotálamo, fibras nervosas do sistema simpático e medula da glândula suprarrenal). Concomitantemente, as ações do sistema parassimpático atuam para frear as ações do sistema simpático. Logo, sempre que somos "agredidos" por um agente estressor, a Síndrome Geral de Adaptação se desenvolve em três tempos sucessivos:

No *Tempo 1* – A Reação de Alarme (figura 9) corresponde ao momento em que o indivíduo se conscientiza do perigo ou da ameaça. Nesse momento, o neurotransmissor utilizado para estimular os órgãos de defesa (aparelho cardiovascular, pulmões, fígado, músculos, sistema imunológico) é a noradrenalina, que se serve do sistema nervoso simpático. Já o hormônio gerado na corrente sanguínea pelas glândulas suprarrenais é a adrenalina (o primeiro hormônio do estresse).

```
                    ┌─────────────────────────┐
                    │ CÓRTEX E SISTEMA LÍMBICO │
                    └─────────────────────────┘
                                 ▼
                         ┌──────────────┐
                         │  HIPOTÁLAMO  │
                         └──────────────┘
                                 ▼
            ─────────────── MEDULA ESPINHAL ───────────────
            CENTROS MEDULARES DO SISTEMA NERVOSO SIMPÁTICO
```

MEDULA DA GLÂNDULA SUPRARRENAL

NORADRENALINA

CIRCULAÇÃO SANGUÍNEA
ADRENALINA 90%
NORADRENALINA 10%

CORAÇÃO
PULMÕES
MÚSCULOS
FÍGADO
BAÇO
ARTÉRIAS

REAÇÃO DE ALARME

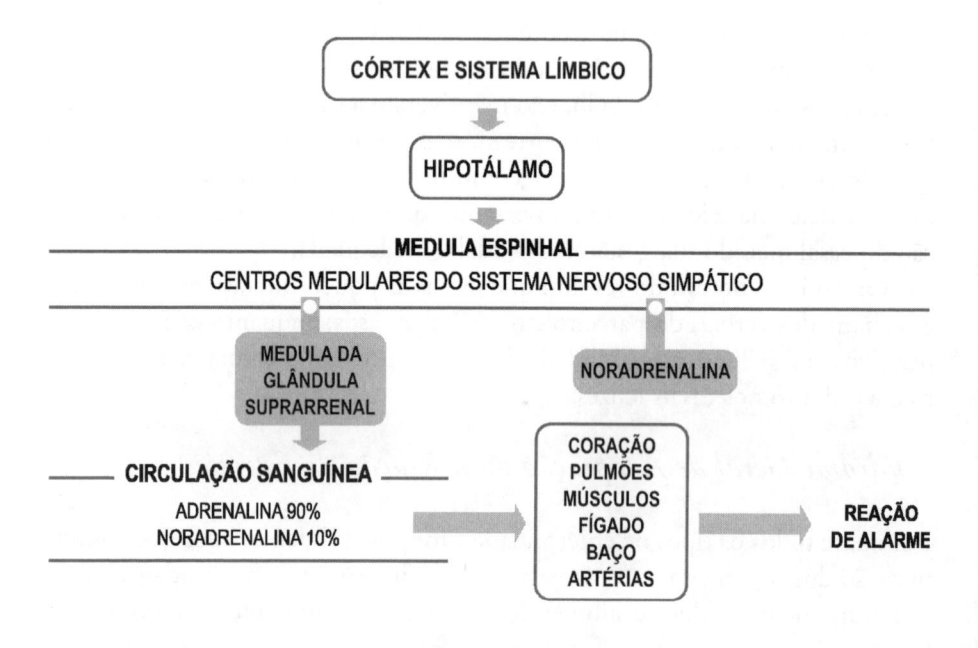

Figura 9

Os efeitos da adrenalina e da noradrenalina sobre os órgãos que participam da defesa do organismo face ao estresse são:

EFEITOS CARDIOVASCULARES E RESPIRATÓRIOS:
– elevação da pressão arterial;
– elevação do ritmo cardíaco (taquicardia) e redistribuição da irrigação sanguínea por um mecanismo de vasodilatação e vasoconstrição em favor dos órgãos de defesa (músculos, cérebro etc.) e em detrimento de outras

vísceras e da pele. Isso favorece o aporte de oxigênio e de glicose (energia) aos órgãos que participam da reação de luta ou fuga;
- elevação do ritmo respiratório e dilatação dos brônquios para aumentar o aporte de oxigênio e a eliminação de CO_2;
- contração do baço sob efeito da adrenalina para aumentar a quantidade de glóbulos vermelhos (que transporta o oxigênio no sangue) e outros elementos que participam da coagulação sanguínea, para evitar hemorragias;
- o sistema imunológico é ativado e o nível de células de defesa (leucócitos e linfócitos) aumenta na circulação.

A multiplicação dos efeitos do estresse que ocorrem simultaneamente em nosso organismo é enorme. Essas reações aumentam no dia a dia das pessoas, pois o estresse é cada vez mais intenso, exigindo sempre novas adaptações às mudanças e às emoções negativas do meio.

EFEITOS METABÓLICOS:
- elevação e transformação do glicogênio em glicose (açúcar) nos músculos e no fígado e aumento da utilização da glicose pelo cérebro, portanto aumento dos níveis de açúcar no sangue;
- aumento do colesterol circulante pela elevação da degradação das gorduras no tecido gorduroso, para produzir energia (a gordura é lançada na circulação sanguínea);
- elevação da produção de noradrenalina, acetilcolina, adrenalina e redução da sua destruição.

EFEITOS CEREBRAIS:
- ativação da noradrenalina a fim de aumentar a vigilância;
- liberação de endorfinas que têm função analgésica (evita a dor física decorrente de um eventual trauma).

OUTROS EFEITOS:
- relaxamento da musculatura da bexiga (redução da vontade de urinar) e redução do peristaltismo (movimento intestinal);
- dilatação da pupila (melhora na visão na distância e na obscuridade).

Assim, nosso organismo está pronto para lutar ou fugir. Desaparecendo a ameaça ou o agente estressor, todas essas alterações desaparecem ou regridem e a reação de alarme é interrompida. Esta é a resposta do corpo ao estresse agudo (figura 10).

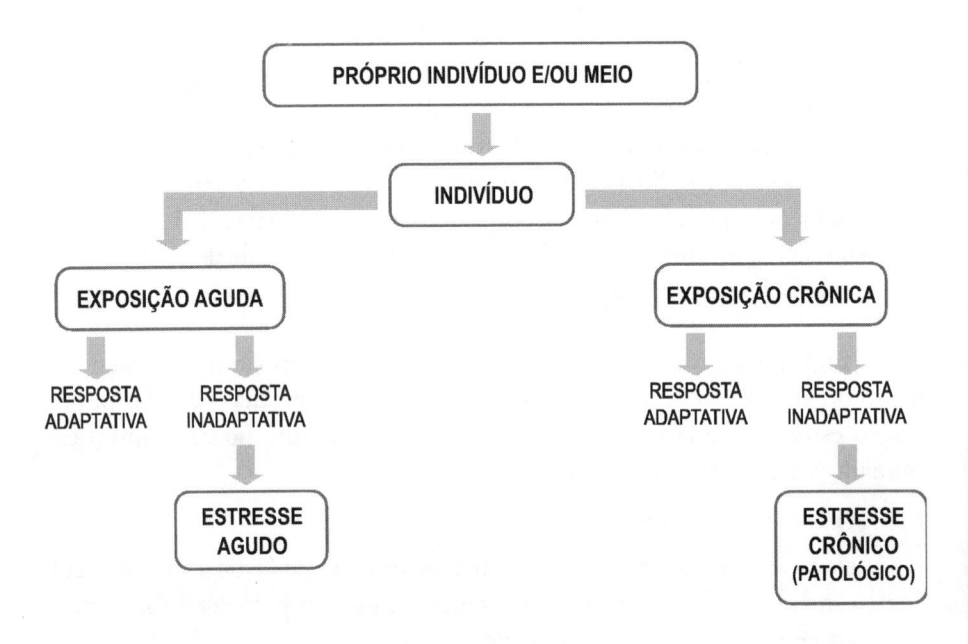

```
        ┌─────────────────────────────┐
        │  PRÓPRIO INDIVÍDUO E/OU MEIO │
        └─────────────────────────────┘
                      ↓
          ┌─────────────────────┐
          │      INDIVÍDUO      │
          └─────────────────────┘
           ↓                    ↓
  ┌─────────────────┐   ┌─────────────────┐
  │ EXPOSIÇÃO AGUDA │   │ EXPOSIÇÃO CRÔNICA│
  └─────────────────┘   └─────────────────┘
       ↓       ↓               ↓       ↓
  RESPOSTA  RESPOSTA       RESPOSTA  RESPOSTA
  ADAPTATIVA INADAPTATIVA  ADAPTATIVA INADAPTATIVA
              ↓                         ↓
          ┌─────────┐              ┌──────────┐
          │ ESTRESSE│              │ ESTRESSE │
          │  AGUDO  │              │  CRÔNICO │
          └─────────┘              │(PATOLÓGICO)│
                                   └──────────┘
```

Figura 10

O estresse agudo, mais ou menos violento, tem curta duração. Pode ser produto de uma discussão no trabalho, de uma briga com o cônjuge, um medo ou uma emoção intensa. Ou mesmo o susto com o toque súbito do telefone.

Os órgãos sensoriais enviam todas as informações ao cérebro. O hipotálamo age através do sistema nervoso autônomo e, para isso, comanda a secreção de diferentes hormônios que vão ativar diferentes órgãos. A reação de estresse se inicia, e o corpo se coloca em estado de defesa: batimentos cardíacos se aceleram, os brônquios se dilatam para entrada de mais oxigênio, as pupilas se dilatam e o fígado envia mais glicogênio para os músculos, fornecendo mais energia.

Por outro lado, se o organismo permanecer continuadamente submetido ao agente estressor necessariamente manterá o seu esforço de adaptação. É aí que entra em ação a segunda fase da Síndrome Geral de Adaptação, a fase de resistência.

No *Tempo 2* – Ocorre a sequência da reação de alarme, caso o agente estressor persista. É baseada na ativação do eixo hipotálamo-hipófise, que ativa a secreção do cortisol pela região do córtex da glândula suprarrenal.

Compreendendo o estresse

ESTÍMULO PARA A SECREÇÃO:

Os neurônios oriundos do hipotálamo liberam na microcirculação hipotálamo-hipófise o neuro-hormônio HLC, que estimula as células da hipófise que reagem secretando o ACTH (hormônio córtico-estimulante). Este, por sua vez, é liberado na circulação sanguínea geral ativando a distância as células da glândula suprarrenal para a produção do cortisol (figura 11).

```
────────────────── MEDULA ESPINHAL ──────────────────
        CENTROS MEDULARES DO SISTEMA NERVOSO SIMPÁTICO

    ┌──────────────┐                    ┌──────────────────┐
    │  MEDULA DA   │ ◄───────────────── │ CÓRTEX SUPRARRENAL│
    │  GLÂNDULA    │                    └──────────────────┘
    │ SUPRARRENAL  │
    └──────┬───────┘
           │           CORTISOL
           ▼
  ── CIRCULAÇÃO SANGUÍNEA ──                ┌──────────┐
     ADRENALINA 90%        ─────────────►   │  ÓRGÃOS  │
     NORADRENALINA 10%                      │ INTERNOS │
                                            └──────────┘
```

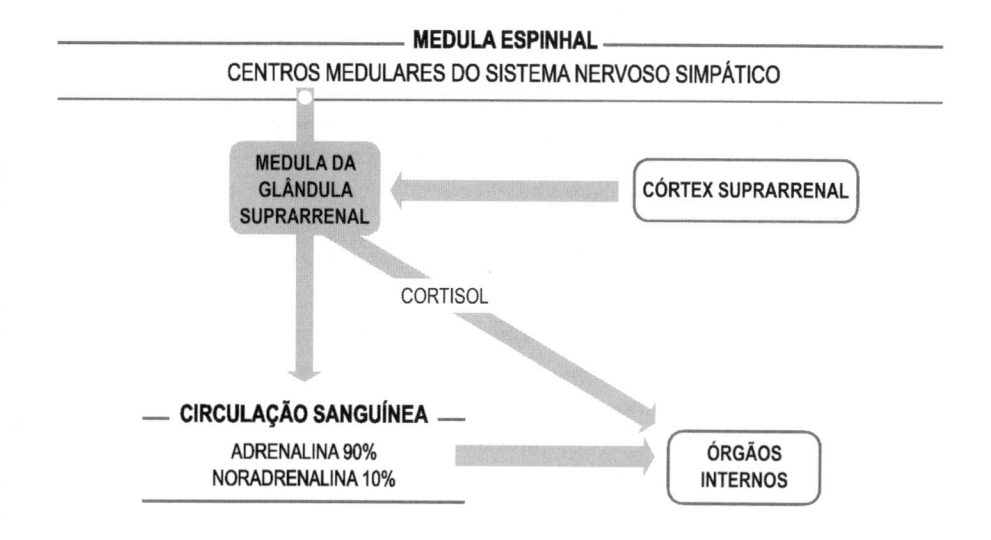

Figura 11

EFEITOS DO CORTISOL NO ORGANISMO:
- aumento da reconstituição de reservas no fígado (transformação das proteínas para produção de glicose – açúcar);
- diminuição do consumo de açúcar na pele e órgãos;
- inibição do sistema imunológico;
- estímulo do centro da fome no cérebro gerando o aumento do apetite;
- estímulo à mucosa do estômago à produção de ácido clorídrico;
- bloqueio da ação da insulina para consumo da glicose;
- predisposição à depressão.

Em suma, o cortisol mantém a produção de glicose em um nível elevado a fim de responder às necessidades de médio prazo dos músculos, do cérebro e do coração. Continuando a ameaça pelos agentes estressores, o organismo parte para a fase de esgotamento.

O *Tempo 3* da Síndrome Geral de Adaptação ou fase de esgotamento e surgimento das doenças. Nesta etapa, o estresse torna-se crônico, ou seja, a exposição é prolongada e/ou repetida ao agente estressor, as capacidades energéticas do organismo se esgotam, o percentual de glicose circulante cai e as células não são mais nutridas corretamente. Como a produção de cortisol permanece elevada, as ações do sistema imunológico ficam reduzidas, além de estimular a elevação do colesterol sanguíneo. Assim, as possibilidades do organismo são ultrapassadas, o esgotamento se estabelece e as doenças surgem.

Os perigos da reação de estresse: sua repetição

A repetição incessante e contínua da liberação na corrente sanguínea dos hormônios gerados pelo estresse crônico determinará o desenvolvimento de sintomas, que vão desde os ligeiros incômodos até a morte súbita. Desse prolongamento da reação do estresse advêm o esgotamento das células nervosas que fabricam a noradrenalina e a hipersensibilidade anormal gerada por agentes estressores.

O esgotamento da noradrenalina – A adrenalina produzida pela medula da glândula suprarrenal se esgotaria somente diante de fatos excepcionais, o que não representaria um grande problema. Já a noradrenalina, que participa da reação ao estresse de maneira essencial, é produzida, face à menor emoção, pelas células nervosas do cérebro. É necessário que, entre duas descargas, essas células reconstituam seus estoques. Se trabalharem sem repouso, podem entrar em colapso.

Esse fenômeno poderia, hipoteticamente, explicar a fadiga crônica em pacientes constantemente estressados. Em certos casos, a repetição do estresse não esgota diretamente as reservas de noradrenalina, mas torna o indivíduo mais vulnerável aos agentes estressores: um pequeno esbarrão, por exemplo, pode provocar reações intempestivas e exageradas, em determinada pessoa. Chama-se a esse fenômeno de sensibilização, isto é, hipersensibilidade anormal às diversas incitações.

O estresse não é uma resposta automática aos estímulos

No entanto, essa definição não explica por que, diante de um mesmo acontecimento, alguns indivíduos reagem bem, enquanto outros vivenciam-no de maneira negativa. Além disso, não leva em conta os aspectos psíquicos do estresse, apresentando-o quase como uma reação mecânica, automática. Ocorre que os homens são "máquinas" com reações complexas. Os aspectos afetivos e as representações mentais são essenciais para se entender isso.

A definição do estresse como resposta a um acontecimento exterior nem sempre leva às melhores conclusões. Trata-se de uma definição frágil. Ora, sendo o estresse uma reação ao meio, então não haveria nada a se fazer, senão suportá-lo. Ou então modificar o meio, o que, convenhamos, em alguns casos é impossível.

O estresse, na verdade, é produzido cada vez que o indivíduo se depara com a iminência de enfrentar um novo ambiente e consiste, em primeira instância, em fenômeno de adaptação à mudança. Essa mudança de ambiente pode, é claro, ser muito importante (uma morte), ou de pequena monta (um telefone que toca, uma luz que se acende e se apaga); pode ser negativa (um aviso prévio de demissão) como positiva (uma promoção).

Evidentemente os grandes eventos, por definição, provocam maior dificuldade de adaptação e, portanto, mais estresse. Mas é bom não subestimar as miudezas da vida: quando muito repetidas estas também podem se transformar em enormes dificuldades.

O coping, ou como evidenciar nossas especificidades em relação ao estresse – Temos maneiras muito diferentes de encarar um mesmo fator de estresse. A esse modo de reagir, os pesquisadores anglo-saxões chamam de *coping*. O essencial no *coping* é o custo envolvido no esforço de adaptação, que pode ser fisiológico, mas também na forma de um desgaste nas relações interpessoais – ou mesmo físico. Se, diante de um impasse, a preocupação é tanta que gera perda na concentração ou perturbações no sono, o custo é psíquico. Já o custo fisiológico está diretamente ligado à maneira que cada um lida com os agentes estressores e à ideia que tem da situação. Se o indivíduo se considera habilitado para enfrentar determinado problema, o impacto fisiológico será um; caso se julgue impossibilitado de agir, será outro.

Os custos da adaptação vão se acumulando. Com isso, sem se dar conta, o indivíduo vai esgotando o seu capital de recursos para minimizar os efeitos do estresse. Quando ele efetivamente acaba, não tem mais como se adaptar e é nesse momento que o estresse é vivenciado de forma sofrida, tornando-se mais prejudicial à saúde.

O CONCEITO DE ESTRESSE E DE COPING

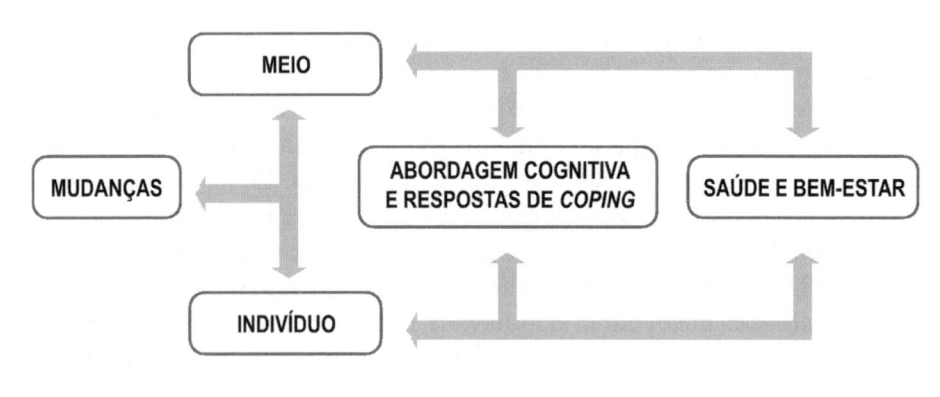

```
        MEIO
         ▲
         │
MUDANÇAS ◄── ABORDAGEM COGNITIVA ──► SAÚDE E BEM-ESTAR
             E RESPOSTAS DE COPING
         │
         ▼
      INDIVÍDUO
```

Figura 12

O mecanismo do estresse

Definido o estresse, atentemos para o seu mecanismo. Como se reage a determinada situação? A necessidade de se adaptar cria uma emoção que se traduz em sintomas que se reforçam mutuamente. O indivíduo entrará num círculo vicioso: pensamentos irracionais acentuam sinais físicos que, por sua vez, induzem a pensamentos irracionais.

O esquema da figura 13 resume o mecanismo do estresse.

Ao nível da vontade, podemos atuar para minimizar os efeitos negativos do estresse de duas maneiras: racionalizar ou reorganizar as ideias e aprender a relaxar, a fim de controlar com mais eficiência os sinais físicos que, frequentemente, acompanham os pensamentos irracionais.

```
                              ┌──► SINAIS FÍSICOS
                              │         ▲
MUDANÇAS NO MEIO ──► EMOÇÃO ──┤         │
                              │         ▼
                              └──► PENSAMENTOS
                                   IRRACIONAIS
```

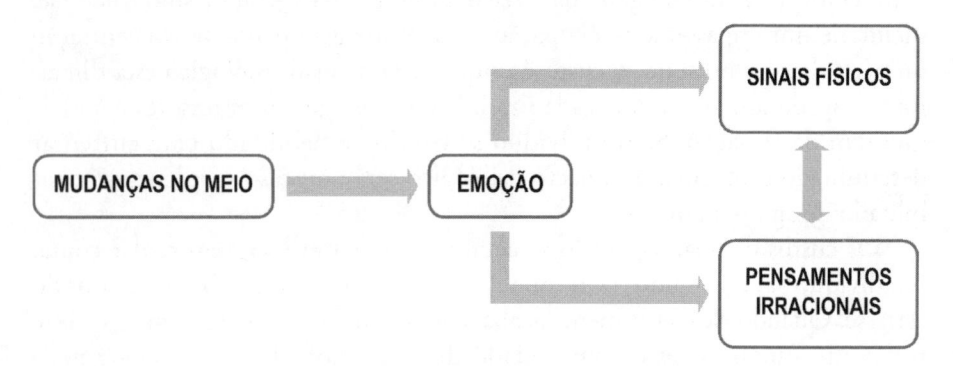

Figura 13

Como reage o nosso organismo

Em função do excesso de produção de cortisol as manifestações decorrentes são:

PROTEÍNAS:
- aumento da destruição de proteínas;
- diminuição da massa muscular.

CARBOIDRATOS:
- aumento da produção de glicose;
- aumento da destruição de glicose;
- diminuição de receptores de insulina;
- diminuição da utilização de glicose pelos tecidos.

LIPÍDEOS:
- aumento de lipase na circulação;
- aumento de lipídeos no sangue;
- redistribuição da gordura corporal.

CÉLULAS SANGUÍNEAS:
- diminuição das defesas do organismo, por diminuição dos glóbulos brancos;
- aumento da coagulação, formação de trombos.

SISTEMA IMUNOLÓGICO:
- diminuição da síntese de anticorpos;
- alergia, asma.

SISTEMA NERVOSO CENTRAL:
- aumento da depressão, ansiedade e outros;
- manifestações psíquicas/comportamentais;
- aumento da destruição de células relacionadas à memória.

SISTEMA MUSCULOESQUELÉTICO:
- atrofia e astenia musculares.

TECIDO ÓSSEO/ ARTICULAÇÕES:
- compete com a vitamina D impedindo a absorção de cálcio, gerando osteoporose;
- reumatismo.

SISTEMA CARDIOVASCULAR:
– aumento dos efeitos da adrenalina e da coagulação sanguínea, favorecendo o desenvolvimento de trombos.

APARELHO DIGESTIVO:
– no estômago, aumento da secreção de ácido clorídrico;
– diminuição do muco protetor intestinal.

OLHOS:
– aumento da pressão intraocular.

TESTÍCULOS/OVÁRIOS/SUPRARRENAL EM MULHERES:
– diminuição da produção de testosterona com queda da libido e desenvolvimento da frigidez.

E as manifestações no corpo quando exposto a altos níveis de adrenalina são:

CÉREBRO:
– uma injeção de adrenalina acarreta uma reação de estresse intenso com sentimento imediato de ansiedade.

CORAÇÃO:
– aumento da frequência cardíaca;
– aumento da pressão arterial;
– aumento da contração.

VASOS SANGUÍNEOS:
– redução dos calibres com consequente queda da oxigenação dos tecidos (altas doses).

SANGUE:
– aumento da concentração de glicose pela estimulação da produção pelo fígado;
– aumento da destruição da gordura armazenada no corpo com aumento da gordura circulante, com consequente aumento do colesterol.

APARELHO DIGESTIVO:
– diminuição do peristaltismo do intestino e do estômago.

PÂNCREAS:
- diminuição da secreção de insulina.

PULMÕES:
- dilatação crônica dos brônquios, o que facilita as infecções por vírus, bactérias, bacilos.

As manifestações físicas mais comuns, tendo o estresse crônico como fator desencadeador, são:

SISTEMA CARDIOVASCULAR:
- infarto do miocárdio;
- arritmia;
- hipertensão arterial.

CÉREBRO:
- depressão e ansiedade;
- diminuição da memória;
- aterosclerose de vasos cerebrais;
- acidente vascular hemorrágico/isquêmico.

APARELHO DIGESTIVO:
- úlceras;
- gastrites;
- doenças inflamatórias;
- colites;
- diarreias crônicas.

PELE E ANEXOS:
- envelhecimento precoce;
- *rush* cutâneo;
- lesões urticariformes;
- queda de cabelo;
- psoríase;
- micoses.

ÓRGÃOS SEXUAIS:
- impotência e frigidez.

TECIDO ÓSSEO:
– osteoporose;
– peso corporal;
– distúrbio metabólico.

CÂNCER:
– face à diminuição da imunidade provocada pelos níveis de cortisol circulante.

NO CORPO COMO UM TODO:
– fadiga crônica;
– dores generalizadas.

Uma das características do estresse é a sua individualidade. Varia em função da hereditariedade e do estilo de vida de cada pessoa. Cada um de nós tem o seu órgão-alvo, o mais frágil, o que explica porque os sintomas e as doenças decorrentes do estresse são diferentes de uma pessoa para outra. O estresse é individual em todos os sentidos, tanto na forma como cada um reage ao agente estressor, como na maneira de se manifestar no corpo. Muitas vezes, é de difícil diagnóstico.

Assim, submetido a um estresse crônico, constante e duradouro, o executivo está sujeito a desenvolver doença de origem emocional, como a depressão; ou física, como a hipertensão arterial, a obesidade, a elevação das gorduras sanguíneas (colesterol e triglicerídeos), diabetes e suas complicações decorrentes (infarto agudo do miocárdio, acidente vascular cerebral, diminuição da libido e da imunidade etc.). Além disso, o que é mais comum, desenvolve doenças associadas ou potencializa outras: um mesmo indivíduo, por exemplo, pode ser simultaneamente diabético (nos referimos sempre ao diabetes tipo II, adquirido ao longo da vida), hipertenso, obeso e com níveis de colesterol e triglicerídeos elevados.

Diagnóstico difícil

Com o excesso de cortisol e de adrenalina secretados constantemente pelas glândulas suprarrenais (figura 14), o físico sofre e o cérebro passa a ser vítima e algoz de si mesmo. Por trás de tudo está o estresse crônico.

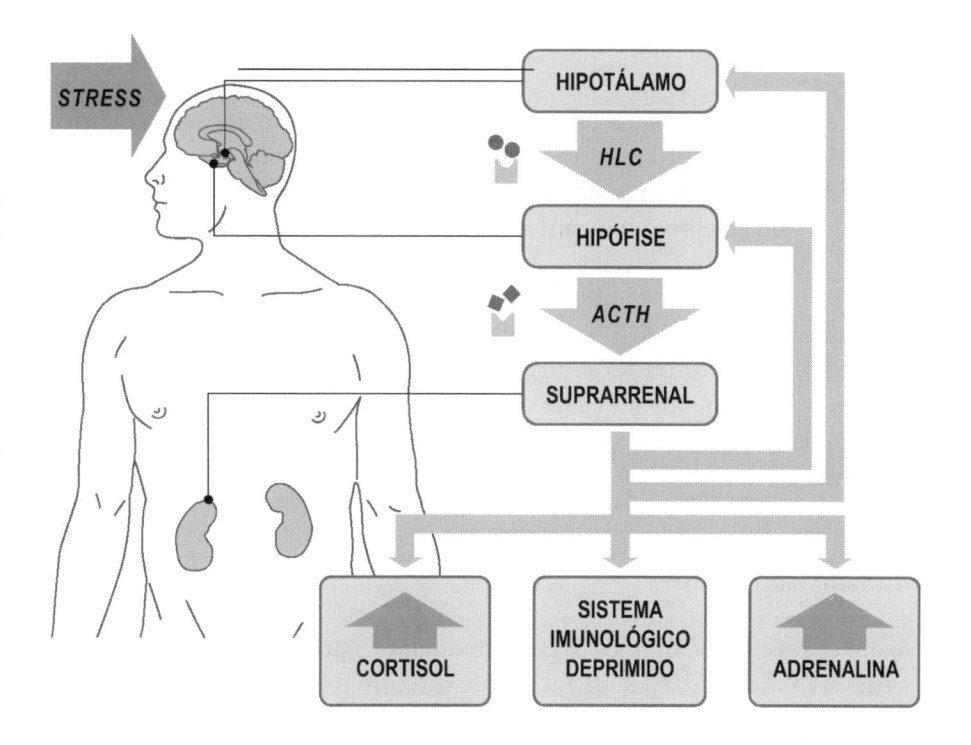

Figura 14

Condicionamento da saúde

Ao tomar conhecimento de que é portador de uma doença grave, o indivíduo fica inevitavelmente condicionado a certos padrões psicológicos. Eis alguns fenômenos ligados à vida moderna que produzem estresse e se tornam fatores de morbidade:

A consciência da própria doença, como contrariedade exercida sobre as emoções, exige esforço de adaptação. Se esse esforço é demasiadamente intenso e prolongado, o indivíduo atinge um extremo de ruptura: a resistência física e emocional sucumbe. Os órgãos estimulados estão esgotados e não podem mais compensar a perturbação psicofisiológica. Disso advém a depressão total, que pode conduzir ao suicídio voluntário e consciente ou involuntário e inconsciente.

Cada um constrói sua própria representação da realidade. Ela guia nossos passos no cotidiano, determinando comportamentos e atitudes de adaptação às situações. Alguns estudos mostraram que, quanto mais os indivíduos se integram na representação da realidade, mais eles se sentem aceitos e mais a taxa de suicídio cai. Por outro lado, esta taxa sobe quanto maior for a dificuldade de adaptação.

O cérebro e o psicológico criam informações em função dos seus impactos no indivíduo. Nos eventos que atuam sobre a sua integridade física e psíquica, os hormônios liberados, quando de uma reação de estresse desse tipo, deixam uma "marca" no cérebro e indicam as informações que este deve memorizar – medos e angústias, por exemplo.

Outro fator de estresse importante é a impossibilidade de o indivíduo prever seu destino. Quando não tem controle sobre sua vida, acaba tomando atitudes que reduzem a distração, a descontração e o relaxamento. A consequência é um estresse permanente que pode conduzir à capitulação, em outras palavras, a liberação da contrariedade que, neste caso, tornou-se sua vida. Neste sentido, morrer equivaleria a eliminar o estresse.

Avaliação do estresse

Avaliar o estresse não é simples. É comum ouvir executivos declarando: "O que me estressa é não ter estresse." Brincando assim com o paradoxo, eles exprimem a necessidade de determinado estímulo que, mesmo sem perceberem, pode levá-los a situações sufocantes. E, no entanto, cada um desejaria medir esse estresse, para saber se está classificado no que se poderia considerar normalidade. O exercício é arriscado – o estresse é resultado de dados objetivos, que têm a ver com o meio, mas também subjetivos, que dependem da interação do indivíduo com esse mesmo ambiente.

Há três tipos de grade de avaliação do estresse, que devem ser utilizadas de maneira complementar. As do primeiro tipo dizem respeito aos acontecimentos que a pessoa encontra em sua vida. As do segundo procuram avaliar a distância entre o que o indivíduo espera da vida e o que ele realmente tem. Fala-se ainda em escala de qualidade de vida. Enfim, existem as grades que se concentram no estresse, tal como ele é percebido pelo próprio indivíduo.

Embora cada um desses métodos, isoladamente, aborde o tema de maneira demasiado reducionista, a sua soma oferece um quadro geral bastante satisfatório, no sentido de medir o estresse do indivíduo.

A escala de avaliação dos eventos de vida (de acordo com Thomas Holmes e Edward Rahé) é a primeira grade que mede o impacto dos acontecimentos sobre o estresse de um indivíduo. Cada evento de vida recebe um número específico de pontos em função da intensidade do estresse que provoca. Esse número de pontos é o resultado de levantamentos estatísticos, com uma amostra representativa da população. Estima-se entre seis meses e três anos o tempo de duração destes eventos. Assim, os pontos são somados, com o que se chega a um escore que representaria a importância da mudança. A ideia é avaliar a quantidade de mudanças a que a pessoa foi submetida.

O limiar crítico é avaliado em torno dos 200 pontos. No entanto, há restrições a esse método. Ele só deve ser utilizado com a população para a qual foi construído. Assim, a escala apresentada corresponde a características da população americana dos anos 60. Percebe-se claramente que ela não se aplica à nossa sociedade – por exemplo, quando traz um escore de reconciliação com o cônjuge praticamente idêntico ao da perda de emprego. Além disso, esse tipo de escala pressupõe que um acontecimento tenha o mesmo impacto para dois indivíduos diferentes. Ora, a perda do emprego em alguns casos pode ser um alívio, e em outros, um drama.

A escala de Holmes e Rahé é uma boa base para que a pessoa avalie a mudança a que foi submetida, mas sob a condição de que tome a liberdade de incorporar os eventos omitidos e de que modifique a pontuação, com base nas suas próprias percepções. Então, o que importa é seguir a evolução dos seus próprios escores através do tempo. Uma aplicação bem-sucedida da escala requer avaliações precisas do impacto de cada evento. Ora, o estressado muitas vezes encontra dificuldades para determinar com precisão as causas do seu estresse. Ele corre o risco de atribuir demasiada importância a alguns acontecimentos e minimizar a de outros. É aconselhável que a personalização de uma escala desse tipo seja feita com a colaboração de uma outra pessoa, capaz de manter uma visão objetiva.

ESCALA DE AVALIAÇÃO DOS EVENTOS DE VIDA
(Segundo Holmes e Rahé)

Morte do(a) companheiro(a)	100
Divórcio	73
Separação	65
Estar preso	63
Morte de um parente próximo	63
Doenças ou ferimentos pessoais	53
Casamento	50
Perda de emprego	47
Reconciliação com o(a) companheiro(a)	45
Aposentadoria	45
Alteração do estado de saúde de um membro da família	44
Gravidez	40

Dificuldades sexuais	39
Acréscimo de um novo membro da família	39
Reorganização da vida profissional	39
Alteração da situação financeira	38
Morte de um amigo íntimo	37
Mudança de carreira	36
Alteração do número de discussões com o(a) companheiro(a)	35
Dívida superior a um ano de salário	31
Comprometimento com a hipoteca ou empréstimo	30
Modificação das responsabilidades profissionais	29
Partida de um dos filhos	29
Problemas com os sogros	29
Triunfos pessoais	28
Início ou fim do emprego do(a) companheiro(a)	26
Primeiro ou último ano de estudo	26
Modificação das condições de vida	25
Revisão dos hábitos pessoais	24
Desentendimento com o patrão	23
Alteração dos horários e das condições de trabalho	20
Mudança de domicílio	20
Mudança de escola	20
Mudança de lazer	19
Modificação das atividades religiosas	19
Modificação das atividades sociais	18
Dívida ou empréstimo inferiores a um ano de salário	17
Modificação dos hábitos de sono	16
Alteração do número de reuniões de família	15
Modificação dos hábitos alimentares	15
Férias	13
Natal	12
Pequenas infrações da lei	11

O estresse não é produzido apenas por eventos factuais: um cotidiano monótono, sem mudanças, pode ser vivenciado como agente estressante. É por isso que a noção de qualidade de vida deve ser introduzida na medição do estresse. Mas o que é qualidade de vida? Os pesquisadores têm dificuldade para encontrar uma definição em comum. Trata-se realmente de uma dimensão muito subjetiva. Para alguns, uma casa à beira-mar pode ser considerada um importante elemento de qualidade de vida, enquanto, para outros, parecerá pouco aprazível, a não ser que tenha quadra de tênis e piscina. A fim de contornar esse problema, pesquisadores definiram qualidade de vida como sendo a adequação entre aquilo a que um indivíduo aspira e o que ele efetivamente obtém na vida que leva. O quadro a seguir dá uma ideia de como medir esse diferencial.

QUADRO DE AVALIAÇÃO DO DIFERENCIAL ASPIRAÇÃO/SATISFAÇÃO

	ASPIRAÇÕES IDEAL*	SATISFAÇÕES REAL*	DIFERENÇA entre aspiração e satisfação
PROFISSIONAL			
Salário	___	___	___
Interesse	___	___	___
Gratificações	___	___	___
Relações humanas	___	___	___
Perspectiva de carreira	___	___	___
FAMILIAR			
Relação conjugal	___	___	___
Sexualidade	___	___	___
Relação com os pais	___	___	___
Relação com os filhos	___	___	___
Outras relações de família (irmãos, sogros, cunhadas)	___	___	___
LAZER			
Tempo disponível	___	___	___
Qualidade do relaxamento	___	___	___
Prazer	___	___	___
Capacidade financeira	___	___	___
Encontros com as pessoas	___	___	___
Relações de amizade	___	___	___
TOTAL			

* Pontuar de 1 a 100.

Admite-se que uma distância superior a 300 pontos entre as aspirações e as satisfações coloque o indivíduo sob uma tensão crônica, que é vivenciada como estresse. Atenção: quando a diferença é muito marcante, não é necessariamente o nível das satisfações que se deve tentar modificar. Por vezes, ocorre simplesmente em função das aspirações serem demasiado ambiciosas. Então, pode ser útil tomar consciência disso e redimensionar as exigências/aspirações.

Outro elemento essencial da qualidade de vida é o seu equilíbrio. Cada um administra a sua própria energia, assim, está investindo o capital afetivo numa ou noutra das esferas da existência. A vida profissional tende a absorver totalmente essa energia e, com isso, acaba restando muito pouco tempo para a vida privada e para os amigos, instâncias fundamentais para ajudar na gestão do estresse.

Conhecendo os seus níveis de estresse

Abaixo uma autoavaliação dos níveis de estresse – PSS (*Perceveid Stress Scale*, desenvolvido por Cohen, Karmarck et Mermelstein, 1983) que tem como objetivo a avaliação da importância com a qual situações da vida são percebidas como ameaçadoras, isto é, imprevisíveis, incontroláveis e que geram sofrimento.

QUANTAS VEZES, AO LONGO DOS ÚLTIMOS 30 DIAS:

1 - Você foi incomodado(a) por um evento inesperado?

a) Nunca .... (1)
b) Quase nada .... (2)
c) Às vezes .... (3)
d) Frequentemente .... (4)
e) Constantemente .... (5)

2 - Tornou-se difícil controlar coisas importantes de sua vida?

a) Nunca .... (1)
b) Quase nada .... (2)
c) Às vezes .... (3)
d) Frequentemente .... (4)
e) Constantemente .... (5)

3 - Você se sentiu tenso(a) ou estressado(a)?

a) Nunca .... (1)
b) Quase nada .... (2)
c) Às vezes .... (3)
d) Frequentemente .... (4)
e) Constantemente .... (5)

4 - Você se sentiu incapaz de resolver os seus problemas pessoais?
   a) Nunca .... (5)
   b) Quase nada .... (4)
   c) Às vezes .... (3)
   d) Frequentemente .... (2)
   e) Constantemente .... (1)

5 - Você sentiu que as coisas caminhavam conforme o seu desejo?
   a) Nunca .... (5)
   b) Quase nada .... (4)
   c) Às vezes .... (3)
   d) Frequentemente .... (2)
   e) Constantemente .... (1)

6 - Você sentiu que não poderia abraçar todas as tarefas?
   a) Nunca .... (1)
   b) Quase nada .... (2)
   c) Às vezes .... (3)
   d) Frequentemente .... (4)
   e) Constantemente .... (5)

7 - Você foi capaz de gerenciar a sua tensão?
   a) Nunca .... (5)
   b) Quase nada .... (4)
   c) Às vezes .... (3)
   d) Frequentemente .... (2)
   e) Constantemente .... (1)

8 - Você sentiu que dominava a situação?
   a) Nunca .... (5)
   b) Quase nada .... (4)
   c) Às vezes .... (3)
   d) Frequentemente .... (2)
   e) Constantemente .... (1)

9 - Você se irritou por perder o controle de situações?
   a) Nunca .... (1)
   b) Quase nada .... (2)
   c) Às vezes .... (3)
   d) Frequentemente .... (4)
   e) Constantemente .... (5)

10 - Você achou que as dificuldades se acumulavam a um ponto tal que você não podia controlá-las?
   a) Nunca .... (1)
   b) Quase nada .... (2)
   c) Às vezes .... (3)
   d) Frequentemente .... (4)
   e) Constantemente .... (5)

11 - Se você se sente estressado(a), relacionaria seu estresse à:
   (Para esta pergunta não existe pontuação, mas a resposta pode eventualmente ser útil para ajudá-lo a reavaliar o que estressa você: O trabalho? A vida pessoal? Ambos?)
   a) Nunca ....
   b) Quase nada ....
   c) Às vezes ....
   d) Freqüentemente ....
   e) Constantemente ....

Confira a sua pontuação:

Entre 10 e 21 – Seu nível de estresse está baixo. Face aos fatores estressantes do cotidiano, você se adapta bem.

Entre 22 e 27 – Seu nível de estresse está ligeiramente elevado. Entretanto, você não se encontra em níveis que colocam em risco sua saúde. Procure ter bons hábitos de vida, tais como: atividade física regular, sono de boa qualidade, lazer junto à família, círculo de amizade, evitar o tabagismo e ter uma alimentação equilibrada.

Acima de 28 – Os resultados demonstram um nível elevado de estresse. Você deve estar se sentindo exaurido pelos fatores estressantes do cotidiano. A tensão emocional produzida pelo acúmulo desses fatores o coloca sob risco de apresentar sintomas em um ou vários campos: relacional, intelectual, físico ou psíquico.

A pontuação ao questionário sobre estresse indica o nível de adaptação aos agentes estressores que você é submetido no cotidiano. Quanto maior a pontuação, maior é a demanda exercida sobre você pelo meio – o esforço para se adaptar coloca sob algum risco a sua saúde. As consequências desse estresse se situam no campo RELACIONAL (irritabilidade, introspecção etc.); INTELECTUAL (dificuldade de concentração, atenção e memorização); PSÍQUICO (tensão, ansiedade, desmotivação); no SONO (insônia) e no FÍSICO (fadiga), assim como nas DOENÇAS SOMÁTICAS.

Pesquisas realizadas pelo IFAS

Várias pesquisas foram desenvolvidas no campo do trabalho pelo Instituto Francês de Ação sobre o Estresse em uma população de 21.300 franceses – homens e mulheres. Alguns dados das pesquisas estão demonstrados nos gráficos a seguir, com evidências importantes:

- os níveis de estresse aumentam com a idade;
- a mulher é mais estressada que o homem;
- observa-se que 37,2% da população atribuem à vida profissional os seus níveis elevados de estresse, 13,8% atribuem à vida pessoal e 44,9% às duas condições juntas;
- quanto à população de executivos, 31% relacionam seus elevados níveis de estresse à vida profissional; 11,1%, à vida pessoal e 30,6%, às duas condições juntas.

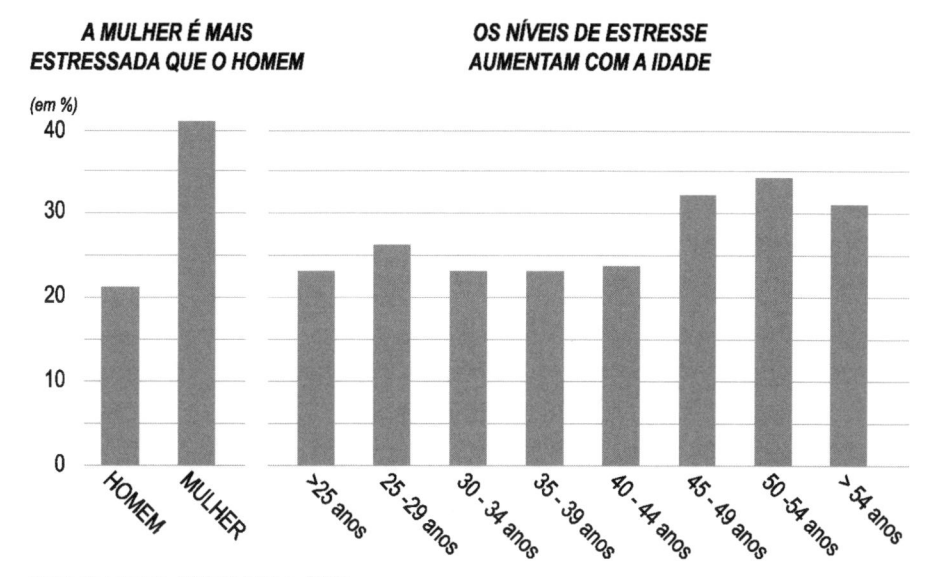

A MULHER É MAIS ESTRESSADA QUE O HOMEM

OS NÍVEIS DE ESTRESSE AUMENTAM COM A IDADE

População estudada - 21.300 indivíduos. (IFAS)

AS CAUSAS DO ESTRESSE

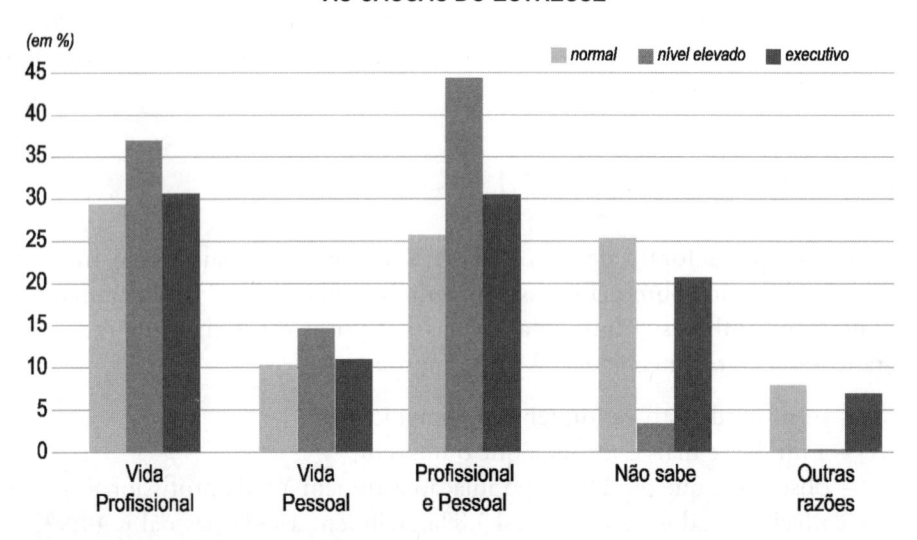

(em %)

Legenda: normal | nível elevado | executivo

- Vida Profissional
- Vida Pessoal
- Profissional e Pessoal
- Não sabe
- Outras razões

População estudada - 21.300 indivíduos. (IFAS)

III - O ESTRESSE E AS DOENÇAS MODERNAS

Pano de fundo das doenças modernas

Abordaremos a relação entre o estresse crônico – prolongado, constante, responsável por óbitos, incapacitação e desgaste cumulativo no corpo – e as chamadas doenças modernas que mais observamos em nossa prática diária, tanto no campo físico quanto no emocional.

Na esfera emocional, o cérebro acaba sendo vítima dele próprio. É nesse órgão que se inicia a reação de estresse e, em função da produção elevada de cortisol, desenvolve-se a depressão e a ansiedade.

O aumento do cortisol circulante, somado ao da noradrenalina, ao atuar no cérebro emocional (hipocampo e amígdalas) contribui para a redução do mecanismo de memória. Com a constância do estresse crônico, na fase de esgotamento, áreas específicas do cérebro emocional sofrem atrofia, gerando morte de neurônios, que pode ser observado por imagem de ressonância magnética funcional. Vários estudos feitos em grandes centros de pesquisa, têm relacionado o estresse crônico vividos por indivíduos no passado, como, por exemplo, pilotos de aviões de caça que participaram de guerras e hoje desenvolvem o Mal de Alzheimer.

É sabido que o estresse crônico tem um impacto negativo no cérebro. Gera o envelhecimento em função das ações dos hormônios cortisol e adrenalina.

A doença crônica, as agressões ao emocional no cotidiano, a perda de amigos e familiares representam frequentemente situações novas e imprevisíveis, sobre as quais o indivíduo não tem controle. Os idosos podem ser mais vulneráveis ao estresse que os mais jovens porque o período que se segue à aposentadoria é preenchido por situações que têm os critérios psicológicos de acontecimentos estressantes. Aproximadamente 30% das pessoas idosas ditas "normais" apresentam um aumento significativo dos hormônios do estresse em um período de cinco anos. Se compararmos àquelas que têm taxas normais dos hormônios do estresse, elas apresentam déficits de memória significativos, às vezes até mesmo uma atrofia do hipocampo da ordem de 14%, (o hipocampo é a região do cérebro emocional implicada no funcionamento da memória e mais vulnerável à ação dos hormônios do estresse).

Enfim, quando esses indivíduos são confrontados com um agente estressor em laboratório, apresentam um elevado aumento dos níveis de hormônios do estresse. Esse aumento corresponde a um esquecimento mais rápido da informação recebida antes da exposição ao agente estressor. A exposição a traumas emocionais em pessoas relativamente jovens pode conduzir a lapsos de memória e à atrofia do hipocampo.

Embora a prática médica ocidental seja organicista, não é possível dissociarmos o corpo do cérebro nas diversas manifestações físicas geradas pelo estresse crônico através do sistema nervoso, sistema endócrino e sistema imunológico. Doente, o homem sofre em sua totalidade, envolvendo cérebro e órgãos de forma integrada. A doença se instala quando existe um desequilíbrio da homeostasia, que ocorre quando o nosso meio interno é permanentemente agredido.

Admitir a unidade do ser humano é admitir que as emoções possam se manifestar através de sintomas corporais. Uma pessoa alérgica, por exemplo, manifesta visivelmente sua vulnerabilidade através do corpo. E talvez esteja produzindo a própria cura na exteriorização de suas crises. Por outro lado, os que se "fecham em si" tendem a desenvolver doenças mais graves, tais como o câncer. Um pensamento, uma emoção, uma reação de alarme ao estresse, quando vivenciada de forma continuada, produz efeitos sobre todo organismo. Como disse Leonardo da Vinci: "O homem é um."

Depressão

As mulheres são as mais acometidas pela depressão, assim como pessoas com nível de instrução superior (professores, dirigentes, profissionais liberais etc.). São 340 milhões de portadores de alguma forma de depressão em todo o mundo, segundo a Organização Mundial da Saúde.

A palavra depressão banalizou-se e frequentemente designa estados passageiros de desânimo e tristeza. Quando esses sintomas persistem durante semanas ou meses e impedem um retorno à vida normal, podem ser premissas de uma depressão verdadeira. Não devem ser negligenciados. Muitos casos estão relacionados com emoções e pensamentos do passado.

> IM, – 38 anos, jornalista.
>
> Isabel sofre de insônia e, frequentemente, acorda durante a noite.
>   Anda triste. Perdeu toda a motivação por suas coberturas jornalísticas e se sente culpada por não poder dispor de mais tempo para os filhos. Não tem vontade de cozinhar para a família, atividade que antes lhe dava prazer. Come sem apetite, se esquece das coisas facilmente, tem grande dificuldade para se concentrar e perdeu o interesse pelo programa de televisão preferido. As tentativas de aproximação afetuosas de seu marido são infrutíferas.
>   Está desesperada. Há duas semanas vem pensando em sumir. Logo ela, que sempre foi bem-humorada, positiva e dinâmica, anda irritada, desanimada e sem iniciativa para nada.

Diferentemente do que ocorre com a jornalista citada, situações mais emblemáticas – óbitos, separações, perda de emprego, acidentes, doenças graves etc. – podem provocar um estresse mais difícil de suportar e, sendo prolongados, resultarem em sintomas mais graves. Não sendo controlados, face à gravidade e intensidade da emoção, podem conduzir à depressão ou desencadear outras doenças. Na vida moderna, as situações causadoras de estresse são quase permanentes e provocam diminuição das defesas, tanto físicas quanto psíquicas.

A desregulação no eixo hipotálamo-hipófise-suprarrenal resulta no aumento da produção do cortisol circulante e explica por que, muitas vezes, a depressão vem acompanhada de ansiedade e de estresse crônico. Este eixo exerce papel fundamental na resposta aos estímulos externos e internos, incluindo os estressores psicológicos. Desequilibrado, leva a um aumento na produção de cortisol circulante, e se manifesta em pessoas com desvios psiquiátricos. Além da depressão melancólica, distúrbios como anorexia nervosa, anedonia (incapacidade de sentir prazer), transtorno obsessivo-compulsivo, pânico, exercício físico excessivo e hipertireoidismo também podem estar associados à ativação constante e prolongada do eixo hipotálamo-hipófise-suprarrenal.

A estimulação constante desse eixo na depressão profunda é das descobertas recentes mais consistentes no campo da psiquiatria. Um percentual significativo de pacientes com este tipo de doença apresenta concentrações aumentadas de cortisol no sangue, na urina e no liquor, após a estimulação da glândula suprarrenal pela hipófise e pelo hipotálamo.

Múltiplas linhas de pesquisa têm fornecido evidências de que, durante a depressão, o não funcionamento regular do cérebro emocional, incluindo o hipotálamo e o hipocampo, resulta na secreção aumentada do hormônio de liberação da corticotropina (aquele que estimula a hipófise, que estimula a suprarrenal a produzir cortisol). Vários estudos evidenciaram que o HLC pode desempenhar um papel nos sinais e sintomas comportamentais da depressão (queda do desejo sexual, apetite reduzido, alterações psicomotoras e distúrbios do sono).

Para explicar a depressão, essa verdadeira epidemia do mundo moderno, os sociólogos evocam as condições de vida estressantes e a violência psicológica, em particular no ambiente de trabalho.

A verdade é que vivemos em uma sociedade depressiva. A quantidade de antidepressivos consumidos é um dos sucessos da indústria farmacêutica. Por quê? Primeiro, as terapias de apoio (psicoterapias) são longas e caras e não reembolsáveis pelos "seguros-doenças" (sim, nossos seguros são chamados erroneamente de seguros-saúde, pois são utilizados quando se está doente). Segundo, não existe um teste biológico que permita o diagnóstico preciso da depressão, havendo o risco de se "medicar" estados normais de fragilidade, tais como lutos, insônias, queda do desejo sexual etc. Por último, a demanda por parte dos pacientes é enorme para "saírem" desse momento difícil o mais rápido possível. Não será surpresa se, em pouco tempo, a sociedade moderna se questionar sobre a escolha entre a utilização da psicoterapia como apoio ou uso direto de antidepressivos.

Como todo medicamento, os antidepressivos têm efeitos colaterais desagradáveis, como, por exemplo, no homem, a dificuldade de ereção e incapacidade de ejaculação e, na mulher, queda do desejo sexual. Nada contra o uso dessas drogas. Muito pelo contrário, são essenciais se utilizadas com critério, controle permanente e por tempo limitado, uma vez que seus efeitos no longo prazo são desconhecidos. É ilustrativo, neste sentido, o lançamento, tempos atrás, de um antidepressivo, campeão de vendas no mercado norte-americano. Grande parte dos lucros, no entanto, acabou revertido em indenizações pesadas às famílias de pessoas que se suicidaram após o uso do medicamento.

Descobertas em 1975 pelos escoceses Hugues e Kosterlitz, as endorfinas são morfinas naturais produzidas no organismo que exercem a função de neurotransmissores. Tal como a morfina, funcionam como analgésico. Você já observou que no caso de um trauma físico, a dor decorrente só é percebida tempos depois?

Mas as endorfinas também são responsáveis por uma sensação de felicidade ou de euforia, como a experimentada através de sentimentos como o amor.

São produzidas em todas as situações estimulantes, agradáveis e de bem-estar, como no ato sexual, mais intensamente durante o orgasmo.

A EVIDÊNCIA DA CORRELAÇÃO ENTRE ESTRESSE, ANSIEDADE E DEPRESSÃO*

Pontuação obtida nos questionários sobre estresses	de ansiosos	de deprimidos
28	19,5%	4,4%
29	27,7%	5,7%
30	30,8%	7,5%
31	37,9%	9,3%
32	47,6%	14%
36	73,8%	29,7%
42	91,5%	59,6%
% na população estudada	10 a 20%	3 a 7%

* População estudada – 21.300 indivíduos – homens e mulheres (IFAS).

As endorfinas são liberadas pelo hipotálamo e pela hipófise em situações de estresse, mas de maneira mais significativa durante e após o exercício físico.

Recomenda-se aos que têm tendência à depressão ou ansiedade, a prática regular de atividade física aeróbica. Melhora sensivelmente o humor.

As respostas ao questionário "Autoavaliação dos Níveis de Estresse", desenvolvido pelo IFAS, confirmaram a correlação entre estresse crônico, depressão e ansiedade. Quanto maior a pontuação obtida, maior a probabilidade de desenvolver depressão e ansiedade.

CONHEÇA A SUA SINTOMATOLOGIA DEPRESSIVA AO LONGO DA ÚLTIMA SEMANA: (Escala de autoavaliação da sintomatologia depressiva. – Escala HAD – Zigmond e Snaith.)

1 - Senti prazer nas mesmas coisas.
   a) Sim, da mesma forma .... (0)
   b) Nem tanto .... (1)
   c) Somente um pouco .... (2)
   d) Quase nada .... (3)

2 - Estive descontraído, vendo sempre o lado bom da vida.

    a) Como sempre... (0)
    b) Menos do que antes... (1)
    c) Bem menos do que antes.................................... (2)
    d) Nada descontraído .... (3)

3 - Estive bem-humorado.

    a) Nunca... (3)
    b) Raramente .... (2)
    c) Frequentemente .... (1)
    d) Na maior parte do tempo.................................. (0)

4 - Tive a impressão de desenvolver as rotinas com lentidão.

    a) Quase sempre .... (3)
    b) Frequentemente .... (2)
    c) Raramente .... (1)
    d) Nunca .... (0)

5 - Não me preocupei com a aparência.

    a) É verdade .... (3)
    b) Nem tanto como deveria .... (2)
    c) É provável que não tenha tido atenção .... (1)
    d) Importei-me, como no passado .... (0)

6 - Quando desenvolvia uma ideia, comemorava antecipadamente o sucesso esperado.

    a) Tanto quanto no passado .... (0)
    b) Um pouco menos que no passado .... (1)
    c) Bem menos que no passado .... (2)
    d) Quase nada .... (3)

7 - Obtive prazer em leitura, cinema, teatro.

    a) Frequentemente .... (0)
    b) Às vezes... (1)
    c) Raramente .... (2)
    d) Muito raramente .... (3)

Confira a sua pontuação:

Até 7 – Você não está depressivo(a).
Entre 8 e 10 – Sua pontuação sobre depressão não está elevada, entretanto esteja atento(a) a essa dimensão, fale com o seu médico a respeito.
A partir de 11 – Sua pontuação na escala de depressão está elevada. É importante falar com o seu médico a fim de traçar uma conduta.

Ansiedade

Quando a ansiedade se torna uma constante, o dia a dia do indivíduo fica comprometido, gerando prejuízos à sua saúde. A ansiedade não é depressão, nem estresse, nem alteração da personalidade. Mas pode estar presente em cada uma dessas patologias.

"Inquieto", "estressado", "ansioso", "tenso" são termos utilizados comumente para descrever o estado de quem enfrenta uma situação adversa, como, por exemplo, falar em público, realizar um concurso, esperar um veredicto, estar atrasado. Entretanto, é necessário mais precisão para definir, nesse contexto, um estado grave ou patológico.

Podemos dizer que a ansiedade, que atinge entre 4 a 6% da população, sendo as mulheres a maioria, é uma etapa mais avançada da continuidade do estresse.

É difícil estabelecer o limite entre o que seria um traço de temperamento exagerado e uma patologia, pois isso varia para cada cultura. Pode-se afirmar, no entanto, que a ansiedade é considerada um problema de saúde mental quando causa sofrimento (à pessoa em si e ao seu entorno), quando impede alguém de realizar seus objetivos e de estabelecer relações positivas, enfim, quando perturba suas atividades normais.

Na ansiedade crônica, observa-se o indivíduo excessivamente apreensivo com o que julga que vai acontecer: "O contrato que não vai ser assinado", "A casa que não está muito limpa", "Medo de um acidente" etc. Os mecanismos psicológicos, o que se passa no corpo, são os mesmos constatados durante a "fase de resistência" (tempo 2) da reação de estresse, quando o corpo se mobiliza para enfrentar uma tarefa considerada crucial. Os sintomas aparecem: tensão muscular, irritabilidade, palpitações, cansaço, dificuldade de concentração ou de memória, alterações do sono e outros.

Um dos transtornos de ansiedade é a síndrome do pânico, que se caracteriza por ataques de terror repentino, que duram alguns minutos, e se repetem de

> Ansiedade – que angústia!
>
> Cada vez que Joana é convidada para jantar com os amigos, é a mesma ansiedade. Não desgruda do telefone:
> 16:00: "Quem estará presente?", "O que devo levar?", "Como devo me vestir?".
> Até aí tudo bem, apesar de algo exagerado para um jantar informal. Mas, à medida que as horas avançam, os telefonemas se multiplicam:
> 18:00h: "Eu engordei", "Não tenho nada para vestir", "E se o Antônio não vier me buscar?", "E o cachorro, o que vou fazer com ele?".
> 21:00h: Joana ainda não chegou.
> 21:30h: "Alô, não posso ir, estou esperando o médico."

maneira aleatória, sem que seja possível identificar as causas. Os sintomas – aceleração do ritmo cardíaco, sudorese, tremores, receio de perda do controle etc. – podem ser tão intensos que o indivíduo tem medo de morrer.

Há outros transtornos de ansiedade cada vez mais comuns no cotidiano das pessoas. A fobia é um medo intenso e irracional provocado por um objeto ou uma situação que, objetivamente, não apresenta um verdadeiro perigo. A claustrofobia é o pavor de lugares fechados, a agorafobia é o medo de lugares públicos descobertos. São sintomas idênticos aos da síndrome do pânico.

No transtorno obsessivo-compulsivo, certos pensamentos se impõem permanentemente no psiquismo. Nas obsessões, o indivíduo tende a desenvolver hábitos compulsivos que não consegue evitar e cultiva pensamentos desagradáveis, assustadores ou violentos.

No estresse pós-traumático, um sequestro, por exemplo, as vítimas – ou observadores – vivenciaram episódios violentos, que geraram medo intenso e sentimento de impotência. As lembranças destes episódios são permanentes, muitas vezes através de sonhos repetitivos. Há desprendimento afetivo e manifestações fisiológicas do estresse por conta do grande estímulo do eixo hipotálamo-hipófise-suprarrenal.

As causas da ansiedade – O estresse "comunica sua inquietação" ao cérebro e a partir dele, via caminho das emoções, para todo o corpo. É o aspecto psicológico. Por outro lado, sabemos que, diante de uma situação de perigo, são devidamente ativados os mecanismos de reação fisiológica nos casos de transtornos de ansiedade.

Há predisposições genéticas, mas as causas biológicas (excesso de cortisol no sangue, alterações de serotonina, noradrenalina, dopamina etc.) e do meio (fatores de ordem social ou relacional) são determinantes no surgimento de transtornos de ansiedade.

Assim, da mesma forma que a depressão gera consumo exponencial de antidepressivos, a ansiedade é motivadora de venda indiscriminada de ansiolíticos, representando, ambas as drogas, inesgotável fonte de receita da indústria farmacêutica mundial.

Pense: quantas pessoas do seu relacionamento usam antidepressivos ou ansiolíticos, calmantes, tranquilizantes etc.?

Qual a diferença entre estresse, depressão e ansiedade? Embora a resposta seja complexa, pois os sintomas podem ser idênticos, é possível entender como os três tipos de enfermidades são ao mesmo tempo ligados e diferentes entre si.

O estresse corresponde às manifestações presentes em um indivíduo em resposta a uma situação, ao meio a um agente estressor. Se o indivíduo consegue afastar o agente estressor, a reação de estresse desaparece.

A ansiedade pode existir mesmo na ausência de agentes estressores objetivos: o indivíduo ansioso é de alguma forma capaz de sintetizar ele próprio seu estresse, o que explica que mesmo à distância dos agentes estressores, continua a sentir as manifestações de inquietude ou de tensão.

A depressão pode ser uma consequência em longo prazo do estresse ou de um estado ansioso: ela corresponde a um desgaste do indivíduo, que não pode mais enfrentar seus agentes estressores. Assim, enquanto o indivíduo ansioso impacienta-se e quer a solução de um problema imediatamente, o deprimido desanima-se e, mesmo sem tentar, considera a questão perdida.

CONHEÇA A SUA SINTOMATOLOGIA DEPRESSIVA AO LONGO DA ÚLTIMA SEMANA: (Escala de autoavaliação da sintomatologia depressiva. – Escala HAD – Zigmond e Snaith.)

1 - Eu me senti tenso(a) ou irritado(a).

    a) A maior parte do tempo .... (3)
    b) Frequentemente .... (2)
    c) Eventualmente .... (1)
    d) Nunca .... (0)

2 - Tive sensação de medo, como que algo de desagradável fosse acontecer.

    a) Sim, claramente .... (3)
    b) Sim, mas nada de muito grave .... (2)
    c) Um pouco, mas não me preocupou .... (1)
    d) Em absoluto .... (0)

3 - Eu me preocupei.

    a) Permanentemente .... (3)
    b) Frequentemente .... (2)
    c) Ocasionalmente .... (1)
    d) Raramente .... (0)

4 - Permaneci tranquilo(a) e me senti descontraído(a).

    a) Sim, em qualquer circunstância .... (0)
    b) Sim, de forma geral .... (1)
    c) Raramente .... (2)
    d) Nunca .... (3)

5 - Tive sensações de medo e senti o estômago "embrulhado".

    a) Nunca .... (0)
    b) Às vezes .... (1)
    c) Frequentemente .... (2)
    d) Constantemente .... (3)

6 - Senti-me irrequieto(a) e muito agitado(a).

    a) Sim, foi exatamente dessa forma .... (3)
    b) Um pouco .... (2)
    c) Nem tanto .... (1)
    d) Em absoluto .... (0)

7 - Tive sensações repentinas de pânico.

    a) Constantemente .... (3)
    b) Frequentemente .... (2)
    c) Ocasionalmente .... (1)
    d) Nunca .... (0)

Confira a sua pontuação

Até 7 – Você não está ansioso(a).
Entre 8 e 10 – Sua pontuação sobre ansiedade não está elevada, entretanto esteja atento(a) à essa dimensão, fale com seu médico a respeito.
A partir de 11 – Sua pontuação na escala de ansiedade está elevada. É importante falar com o seu médico a fim de traçar uma conduta.

As manifestações do estresse crônico no físico do indivíduo são bem identificadas por um *check-up* médico completo. Da mesma forma que relacionamos o estresse crônico com ansiedade e depressão (no campo emocional), passaremos a relacioná-lo com algumas alterações físicas e comportamentais mais observadas em nossa prática diária e as doenças modernas.

Sexo

Sem que necessariamente terminem mal, alguns relacionamentos amorosos vivem seus percalços. Femininos ou masculinos, os distúrbios sexuais apresentam mais frequentemente um componente emocional do que físico. Estresse crônico conduzindo à depressão, alterações dos hormônios sexuais, doenças como diabetes, hipertensão arterial e tabagismo. Seja por perda de desejo, distúrbios da ereção, ausência de orgasmo etc., as alterações sexuais masculinas ou femininas são frequentes. A vida sexual está longe de ser um mar de rosas.

O estresse crônico do cotidiano das mulheres de 30 a 45 anos pode facilmente conduzi-las à depressão. E o primeiro sinal é a queda da libido. São mulheres que, normalmente, se ocupam das tarefas domésticas, filhos incluídos, trabalham em suas profissões várias horas por dia, viajam ainda por conta do trabalho e muitas vezes estudam à noite ou nos fins de semana. São mulheres exaustas, cumpridoras de suas tarefas e sem energia para o desejo. Convenhamos, é difícil ser uma superamante nas horas que sobram. Qual a moradora de um grande centro urbano que não tenha vivenciado esse quadro de estresse?

É necessário se adaptar às demandas e exigências do meio, mas o acúmulo de agentes estressores abre as portas para a depressão. Na maioria dos casos as mulheres não relacionam o estresse do cotidiano ou a depressão com a origem da queda do desejo e outras dificuldades sexuais. Investir na vida conjugal, voltar-se para o casal, fazer uma viagem descontraída a dois, portanto, pode provocar um reencontro.

> Antes, ela dizia "fazer amor". Hoje, ela diz "transar", como que, ao banalizar o ato, a ajudasse a suportar a ausência. "Há dois anos não transo." Ana tem 40 anos, é diretora de conta de pessoa física de um banco de investimento. O rosto é bonito, embora o corpo tenha sofrido os efeitos do tempo. Há três anos se separou. Dez anos de vida em comum, dois filhos. Está aborrecida de ter as mesmas rotinas domésticas e as mesmas rotinas antes de dormir, após longas jornadas de trabalho. "Sabia que era preciso me separar. Essa relação não poderia ir adiante."
>
> E depois? "Devagar o desejo ressurgiu. Quando me separei, não pensei nisso. Dizia, sem me questionar, que os homens voltariam a me procurar. Percebi que não. Envelheci e a vida me consumiu. Trabalho há dezenove anos no mesmo local, onde conheço todo mundo. Não tenho mais vontade de frequentar bares nem de buscar outros programas. E, de repente, não tenho mais tempo disponível: após o trabalho, entre as compras para a casa, os deveres dos filhos, o jantar... são 21 horas. Sinto-me cansada depois de tudo isso. Aí ligo a televisão." "Sinto falta de sexo, o desejo aparece, às vezes muito forte e não há nada a fazer."
>
> Quantos são os excluídos do nirvana? Quantos vivem como Ana, na contramão de um mundo onde tudo se erotiza e onde a obrigação de uma sexualidade plena e satisfatória é explicitada nas novelas que invadem domicílios, cartazes de ruas, reportagem em revistas e jornais?

Quando a depressão é mais grave, às vezes é preciso recorrer ao uso de antidepressivos que, para a maior parte dos usuários, podem gerar dificuldades para se atingir o orgasmo ou dificultar a lubrificação vaginal. Ou seja, a libido é reduzida pela depressão e ainda agravada por seu tratamento. Seja de origem psicológica ou orgânica, as alterações sexuais femininas são múltiplas e o primeiro sinal de toda depressão, na mulher ou no homem, é uma diminuição da libido.

O sexo é bom para a saúde — Não bastassem as sensações intensas que provocam, os carinhos sob o lençol fazem bem à saúde. Há evidências de que se manter sexualmente ativo aumenta a perspectiva de vida, previne contra o desenvolvimento de problemas cardíacos e muito mais.

Não é à toa que dez entre dez médicos, especialistas ou não, recomendam reduzir o consumo de álcool, parar de fumar, praticar uma atividade física, controlar as gorduras sanguíneas, não engordar e... fazer mais sexo. De fato, há alguns anos trabalhos científicos idôneos têm relacionado os efeitos das relações sexuais sobre a saúde das pessoas. E todos, praticamente, destacam os benefícios dessa atividade sobre o prolongamento da vida e a prevenção de algumas doenças. De maneira geral, a saudável prática de relações sexuais fariam baixar a taxa de mortalidade nas pessoas.

Uma pesquisa sueca, de 1981, registrou uma taxa de mortalidade acima da média em indivíduos de 70 anos, que tinham interrompido suas atividades sexuais. Um estudo feito na Inglaterra, em 1997, acompanhou durante quatro anos 918 homens, entre 45 a 59 anos de idade e constatou que, durante esse período, a taxa de mortalidade dos que mantiveram pelo menos duas relações sexuais por semana era duas vezes menor dos que mantinham a prática menos de uma vez por mês.

As virtudes terapêuticas da sexualidade dizem respeito ao coração, no mais amplo sentido. De fato, o estudo britânico observa uma redução dos riscos cardíacos ligados à frequência das relações sexuais. Os benefícios sobre o coração são igualmente descritos para os dois sexos, em trabalhos americanos publicados em 2000.

A sexualidade é um dos prazeres que deve ser mantido ao longo da existência. A perspectiva de vida está aumentando e as pessoas permanecendo jovens por mais tempo. A idade e a menopausa não significam a exclusão dos prazeres da vida. O que deve ser excluído da vida sexual é a monotonia. Alguns mais idosos poderão questionar os riscos de óbito durante o ato sexual.

Mas o estudo americano citado acima demonstra que o risco de infarto do miocárdio é 2,5 vezes mais frequente nas duas horas seguintes a uma relação sexual. Portanto, o risco é extremamente pequeno. O aumento do risco de ataque cardíaco é de 0,01% em período de um ano, para uma frequência de uma relação sexual por semana.

As ações preliminares também são saudáveis. É o que sugere um pesquisador australiano. Segundo ele, o estímulo dos mamilos na mulher libera um hormônio chamado ocitocina, que poderia prevenir o surgimento de um câncer do seio. O estudo demonstra que a ocitocina é liberada em grande quantidade no momento do orgasmo e que a atividade sexual poderia então ter um papel protetor contra esse câncer.

De uma maneira geral, esses diferentes trabalhos comprovam que o sexo é benéfico para o corpo e para a alma. Nesse caso, é bom estar devidamente protegido, evitando transformar em doença aquilo que deveria gerar saúde.

Indiscutivelmente, uma vida sexual satisfatória e regular é elemento determinante da qualidade de vida. Gera bem-estar, serenidade, faz bem ao corpo e a alma. Momentos seguintes ao orgasmo são de grande plenitude, muitos adormecem. Logo após o orgasmo, a descontração física e psíquica ocorre por conta das endorfinas liberadas durante o ato sexual. Como foi dito, essa morfina natural produzida pelos neurônios influencia o humor e participa da boa gestão do estresse, ao atenuar as ações da adrenalina e do cortisol.

Um antidepressivo natural — O medo de estar só e abandonado é a causa de numerosas alterações depressivas. Essas carências afetivas podem, em parte, ser preenchidas pelo ato sexual. Uma pesquisa de opinião realizada na França fez a seguinte pergunta para o público-alvo: "Após uma relação sexual, qual era o seu estado de espírito?" Nada menos que 91% citaram a alegria como resposta.

A ereção e o estilo de vida — Os distúrbios da ereção têm muitas explicações. Pelo menos 6% têm causas orgânicas e são provocadas por lesões de nervos, lesões vasculares, alterações do hormônio sexual masculino (testosterona) ou doenças metabólicas como o diabetes; 23% têm causas diversas, como o uso de certos medicamentos (anti-hipertensivos, antidepressivos, redutores das gorduras sanguíneas etc.), cirurgias, radioterapia, abuso de bebidas alcoólicas, fumo (a ação vasoconstritora da nicotina) e drogas (maconha, cocaína, heroína etc.); 68% são geradas pelo emocional, como a depressão e o estresse crônico, este provocado pelo excesso de trabalho, problemas conjugais ou financeiros, entre outros. O estresse age principalmente através do sistema nervoso simpático que atua na contração. A ansiedade para o "bom desempenho" pode aumentar a insuficiência erétil.

A passagem do pênis do estado flácido ao estado rígido é um fenômeno complexo. Está ligado ao funcionamento integrado do psiquismo, sistema nervoso central (cérebro e medula espinhal), nervos periféricos, vascularização e integridade do tecido erétil, bem como dos hormônios. Qualquer agressão a um ou mais destes sistemas pode acarretar distúrbios de ereção.

Os principais neurotransmissores do sistema nervoso autônomo que participam do mecanismo da ereção são a noradrenalina (contração) e a acetilcolina (relaxamento).

Orgânicas ou psicológicas, a mudança de hábitos e do estilo de vida permitiria, na maioria das situações, reverter o problema da ereção. Mas a libido é quem paga a conta dos excessos no uso de álcool, de cigarro ou alimentação exageradamente calórica.

O efeito do álcool após algumas doses desinibe, transforma o tímido em sedutor nato. Mas, no momento crucial...

O estresse e as doenças modernas 83

Shakespeare, em *Macbeth*, já dizia que o álcool provoca o desejo e impede a sua realização. A ereção é mais lenta, difícil para mantê-la e o orgasmo é mais difícil ainda de atingir. Essas dificuldades temporárias vão embora com os vapores do álcool, mas se a bebida torna-se um hábito, o problema passa a ser permanente. Um estudo americano realizado em uma população de 34 mil homens sadios, acompanhados por quatro anos, demonstrou que o risco de surgirem problemas relacionados à ereção aumenta nitidamente a partir do consumo superior a dois copos de álcool por dia. E, segundo o mesmo estudo, um fumante tem 40% mais de riscos que um não fumante de ser vítima de distúrbios da ereção.

Outros estudos demonstram que a obesidade é uma das primeiras causas de impotência. O risco é 50% maior nos homens cujo índice de massa corporal (ver em "obesidade") ultrapassa 30, em relação àqueles cujo índice é inferior a 23.

O diabetes é a complicação da obesidade mais difundida no mundo e o número de pessoas atingidas por esta doença aumenta progressivamente. Para controlar o açúcar no sangue é necessário alimentar-se de forma equilibrada, reduzir a quantidade de gorduras, evitar alimentos açucarados, desenvolver atividade física regular e, claro, limitar o consumo de álcool. Os diabéticos têm distúrbios de ereção mais cedo que os não diabéticos da mesma idade.

Estima-se que um em cada cinco homens no planeta sofra de distúrbios da ereção, frequentes ou ocasionais. Na maioria dos casos (68%) esses problemas são de origem psicológica, como vimos. Pelo menos 29% dos homens que convivem com altos níveis de estresse são vítimas desses distúrbios.

Pesquisa realizada na França em 2001, mostra a imagem estereotipada do jovem executivo, campeão incontestável do estresse:

– mais de dois homens em cinco sofrem de estresse crônico. O perfil típico do estressado é pai de família, tem entre 35 e 49 anos e, no contexto profissional, tem importantes responsabilidades e necessita desenvolver atividades intelectuais;
– entre as principais causas de estresse identificadas por esses executivos observam-se: problemas no trabalho, relacionados à saúde e financeiros;
– em relação à má influência do estresse, os indivíduos admitem um aumento de emoções negativas que debilitam o físico e, também, prejudicam o sono. A sexualidade é, da mesma forma, vítima dessas tensões;
– 40% dos pesquisados afirmam que o estresse crônico tem uma influência nefasta na sexualidade;

– em 86% dos casos, existe uma redução da frequência de relações sexuais ou ainda de uma diminuição do desejo;
– em 29% dos casos, o estresse pode estar na origem dos verdadeiros distúrbios da ereção;
– esses distúrbios são independentes da idade, mas variam de forma muito forte de um indivíduo para outro, de acordo com o modo que cada um gerencia o seu estresse; quanto maiores as agressões no emocional, mais importantes serão os distúrbios;
– por outro lado, nove entre dez indivíduos afirmam que ter uma relação sexual regular e agradável permite administrar melhor o estresse.

Saindo do círculo vicioso – Se as relações sexuais podem ter um efeito antiestresse, a ansiedade e o medo de falhar na "hora H" podem também ser fonte de angústia.

O mecanismo da ereção está sob o controle de dois sistemas nervosos: o parassimpático favorece o relaxamento das artérias que nutrem os corpos cavernosos e a musculatura lisa do pênis, permitindo o fluxo de sangue e a ereção; o simpático vai ter uma ação inibidora e, portanto, antierétil (as representações das fibras nervosas dos sistemas nervosos simpático e parassimpático nos aparelhos reprodutores masculino e feminino estão nas figuras 15 e 16, respectivamente).

É sabido que o excesso de noradrenalina e de adrenalina favorece esse mecanismo inibidor. A nicotina tem papel similar (além de facilitar a formação de placas gordurosas nas paredes das artérias). O mais grave é a possibilidade de se instalar no indivíduo um verdadeiro círculo vicioso. Com distúrbios previamente existentes, a ansiedade é tanta que a ereção torna-se impossível. Evidentemente a atitude da parceira é fundamental para que não se instale essa espiral de frustração.

Existem várias soluções para o problema. Em alguns casos, uma simples conversa com o médico ajuda a devolver a confiança. Em outros, há tratamentos eficazes, sobretudo, quando usados com critério e sob orientação médica. Entretanto, temos observado um crescente abuso no uso de determinadas substâncias, até mesmo por jovens.

"A Química do Sexo", a prescrição médica do prazer – Milhares de brasileiros, milhões de indivíduos no mundo inteiro – executivos, trabalhadores de várias classes sociais e até estudantes – são partidários do sexo *high tech*.

A partir do sucesso do comprimido losangular azul, laboratórios americanos, europeus e japoneses se lançaram, agressivamente, à procura de novas moléculas milagrosas. Investem bilhões de dólares em pesquisa e desenvolvi-

O estresse e as doenças modernas 85

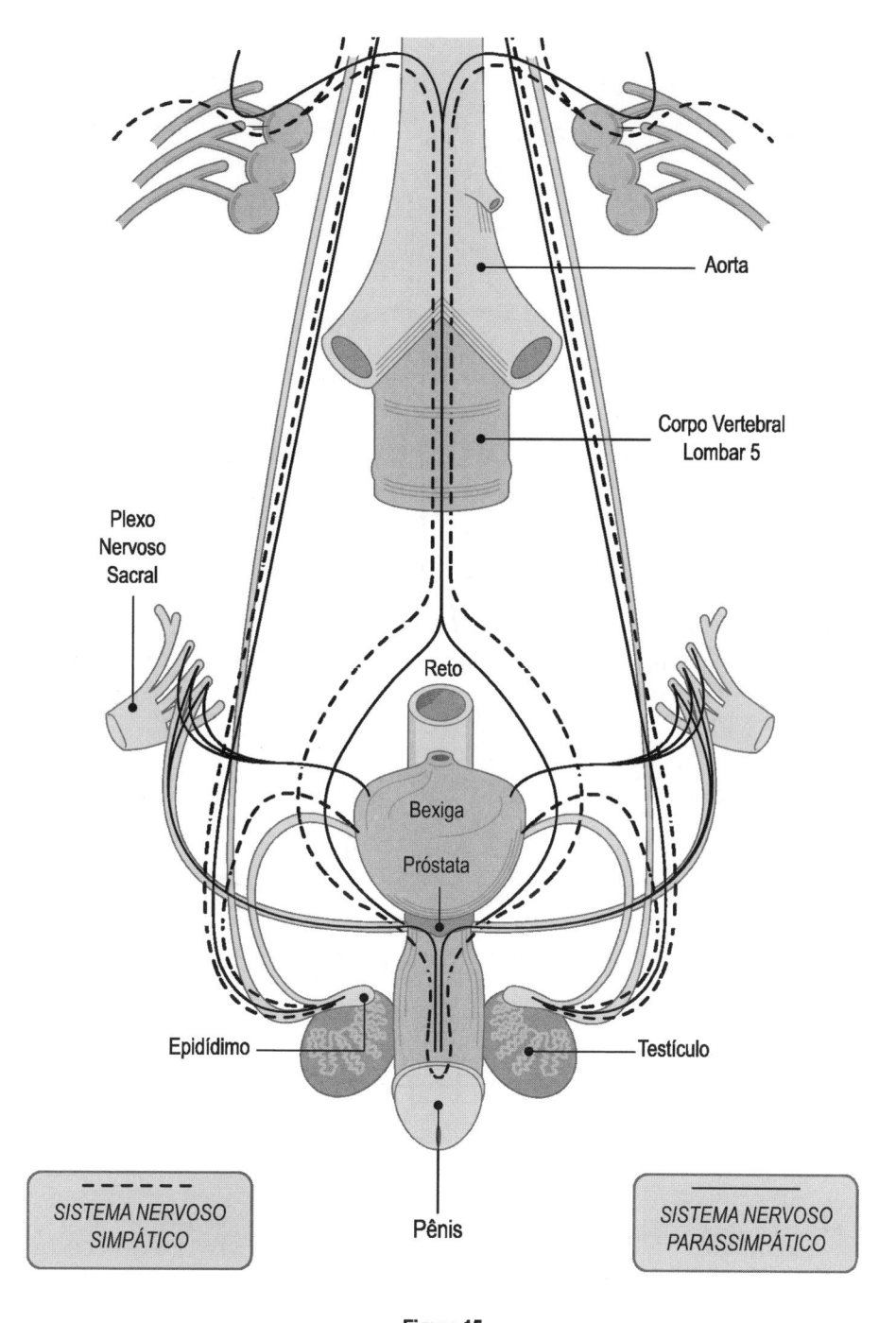

Figura 15

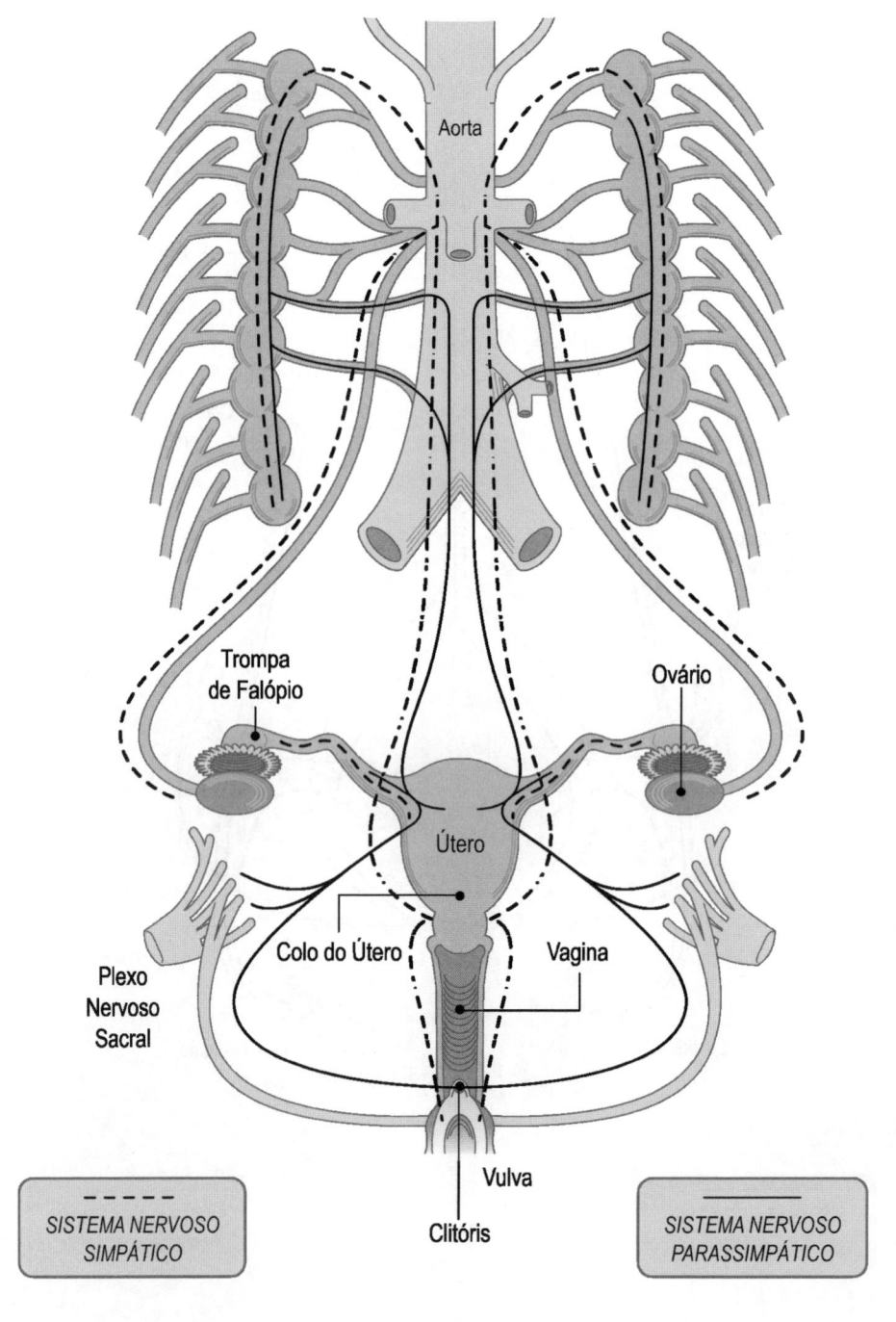

Figura 16

mento, estudos epidemiológicos e marketing para depois, com a venda destes produtos, auferir lucros fantásticos.

Vários produtos foram lançados no mercado com princípios ativos diferentes. São drogas cada vez mais precisas e pontuais que, entretanto, não remediam a ausência de desejo. Além disso, os efeitos colaterais existem e são várias as contraindicações. Casos de morte por uso inadequado são divulgados com frequência.

Dispomos de conhecimentos científicos profundos sobre a visão, a digestão, a respiração, enfim todas as grandes funções do corpo humano, mas da sexualidade, comparativamente, sabemos muito pouco. Por isso, é preciso ter cuidado ao utilizar drogas – contraindicadas para uma gama enorme de indivíduos – cujos efeitos no longo prazo ainda são desconhecidos. Por outro lado, não se pode descartar que um grande contingente de pessoas é beneficiado por essas drogas. O melhor é que haja equilíbrio e bom senso.

Temos observado um percentual crescente de queixas relacionadas à baixa do desejo sexual, representada no homem pela impotência e na mulher pela frigidez. Essas pessoas convivem constantemente com as situações demonstradas abaixo:

– alimentação desequilibrada	80%
– estilo de vida competitivo e obsessivo por resultados, gerando altos níveis de estresse	70%
– vida sedentária	65%
– pacientes com o peso acima do ideal	60%
– uso regular de bebidas alcoólicas	50%
– tabagismo	40%
– insônia	26%
– colesterol elevado	25%
– hipertensão arterial	19%
– depressão	7%
– diabetes	6%

Não há surpresas. Com tantas alterações, muitas vividas de maneira simultânea, o desejo sexual diminui. Além dos aspectos acima, o aumento da violência urbana, os conflitos familiares, a depressão, a ansiedade, as perdas, as decepções... tudo mexe com o emocional e influencia a libido das pessoas. A adrenalina – um dos hormônios gerados pelo estresse – é uma substância vasoconstritora. Ao reduzir os calibres dos vasos, provoca a diminuição do fluxo sanguíneo para as glândulas da reprodução e produtoras de hormônios sexuais (testículos e ovários), com consequente queda do aporte de oxigênio para esses tecidos. Com a redução do oxigênio, a fisiologia dessas glândulas fica comprometida. Ao combatermos as alterações de saúde acima relacionadas, transmitimos ao corpo condições naturais e sem riscos para a melhora da nossa libido.

O aumento da expectativa de vida, do culto ao corpo, do bem-estar, do rejuvenescimento, do papel cada vez maior da mulher na sociedade, da falta de tempo, da pressão consumista – tudo interfere com as pessoas. De um lado, há homens incomodados com o tamanho de seus pênis, pelo tempo de duração do ato sexual e pelo mito do orgasmo compulsório. Por outro, existem mulheres angustiadas na busca infrutífera do desejo ideal e do mito do orgasmo múltiplo.

Tudo isso estimula os laboratórios farmacêuticos. Se pudessem, eles desenvolveriam drogas capazes de estimular sentimentos. Essa tendência, que separa a mente do físico, está banalizando o ato sexual, reduzindo-o a um padrão fisiológico, relegando o sentimento ao segundo plano.

Enquanto as pesquisas científicas avançam freneticamente, o homem se robotiza. Possivelmente, em breve, as novas drogas serão ainda mais potentes, permitindo ereções artificiais em qualquer contexto. E o que fazer dessa ereção?

DO CÉREBRO À REGIÃO GENITAL, O PERCURSO DO DESEJO:

1 - a erotização, através do tato, do pensamento, da visão e da audição estimula o desejo sexual;

2 - impulsos nervosos partem do cérebro emocional, do córtex e de estruturas abaixo do córtex e se propagam através da medula espinhal até a região genital;

3 - gânglios no interior do sistema nervoso autônomo aceleram o débito sanguíneo para o pênis;

4 - os estímulos provocados pelo tocar do pênis convergem no ponto assinalado na medula espinhal;

5 - estimulado através da medula espinhal, o sistema nervoso emite sinais para a dilatação dos vasos penianos;

6 - a partir deste nervo, transitam os sinais entre o pênis e o resto do corpo.

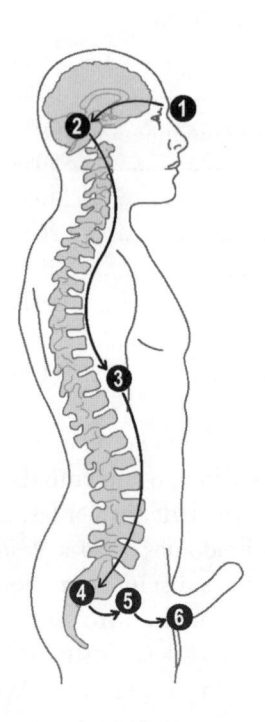

Figura 17

Com os progressos das técnicas de imagem funcional do cérebro foi possível identificar as regiões – ativadas ou não – quando provocadas por estímulos sexuais visíveis.

Pesquisando o distúrbio erétil — Os casos de distúrbios primários e secundários de ereção sugerem uma consulta a um psicanalista, principalmente em se tratando de indivíduos estressados, agressivos e emocionalmente instáveis. A insuficiência erétil pode ser causa de doença endócrina, neurológica ou vascular. Por isso, o exame clínico é indispensável, incluindo não só a avaliação do tamanho dos testículos, sua consistência, exame da pele e pesquisa de placas de fibrose no pênis, como também o toque retal, com avaliação da próstata e do tônus do esfíncter anal. Outros testes mais complexos podem ser realizados para a pesquisa do distúrbio da ereção.

Em suma, muito estresse, sedentarismo, uso regular de bebidas alcoólicas, comer em excesso e fumar resultam, com o passar do tempo, na obstrução dos vasos sanguíneos que levam oxigênio para os testículos e pênis. Assim, a libido não florescerá. Estudos sobre a sexualidade feminina estão sendo desenvolvidos em grandes centros, onde alguns laboratórios farmacêuticos, da mesma forma que desenvolveram medicamentos para as alterações da ereção masculina, testam drogas que agiriam nos corpos cavernosos do clitóris, com as mesmas reações. Outros laboratórios testam uso da testosterona (hormônio sexual masculino), em baixas doses, com objetivo de estimular o desejo sexual feminino.

Aparelho digestivo

Da afta à colite, da úlcera gástrica à dor abdominal em queimação, da inflamação à hemorragia digestiva, da constipação à diarreia, das doenças mais simples às mais agressivas – tudo pode ser sintoma do estresse.

O papel do estresse crônico de grande intensidade e longa duração no desenvolvimento de doenças digestivas pode se explicar pela alta produção dos hormônios gerados. O cortisol (hidrocortisona) atua sobre o sistema imunológico, onde tem ação anti-inflamatória e antialérgica, ao mesmo tempo diminuindo a produção das células de defesa e favorecendo o aumento da secreção de ácido clorídrico pelo estômago que, em quantidade desequilibrada, corrói sua parede, formando uma ferida, que chamamos de úlcera. A agressão pode ser uma simples erosão ou uma verdadeira cavidade. Essa úlcera pode redundar em hemorragia grave e, negligenciada, tornar-se um câncer.

Por outro lado, o aumento da adrenalina, o outro hormônio gerado pelo estresse, diminui o peristaltismo (o movimento) do intestino e do estômago. Às vezes, por ação do sistema nervoso parassimpático, ocorre uma excitação do movimento gastrointestinal, com eventual relaxamento dos esfíncteres do aparelho digestivo.

O somatório dos efeitos prolongados do cortisol e da adrenalina pode ser dramático para indivíduos que têm como órgão-alvo do estresse componentes do aparelho digestivo.

Há alguns anos o médico australiano Barry Marshall identificou a bactéria *helicobacter pilory*, presente na mucosa gástrica ou duodenal de seus pacientes portadores de úlceras, e demonstrou a importância desse agente biológico como impeditivo à cicatrização do processo ulceroso. A presença da bactéria, porém, não impede que o processo ulceroso esteja relacionado com o estresse.

Isso para não falar na quantidade enorme de portadores de úlceras gástricas ou duodenais *helicobacter pilory* negativos. Em momentos de grande tensão, de grande mudança, como em uma internação hospitalar, a "úlcera de estresse" é sistematicamente prevenida nos pacientes através de medicação específica.

De qualquer maneira, em nossa prática médica observamos pacientes com doenças gastrointestinais completamente controladas que apresentam recidivas após algum evento estressante, como o falecimento de um parente, a perda de emprego ou sobrecarga de trabalho. É evidente, portanto, que o tubo digestivo não está isolado no abdômen sob uma redoma, ao abrigo de estímulos internos ou externos. Também é vulnerável às emoções.

> SF, 45 anos, diretora de RH de uma multinacional, levou três meses para elaborar, com a ajuda de seus assessores, uma reestruturação dos quadros da empresa. O Conselho de Administração solicitou cortes e redução de benefícios.
>
> Pouco antes de apresentar ao presidente da companhia os resultados do trabalho, SF teve cólicas e diarréia e a reunião foi desmarcada.
>
> Nova reunião com o presidente foi agendada. Horas antes do encontro, SF apresentou o mesmo quadro gastrointestinal.

Os trabalhos de M. D. Gerson, pesquisador americano, mostram o intestino, com seus 8 a 9 metros de comprimento, como um verdadeiro segundo cérebro: contém mais de 100 milhões de neurônios, secreta pelo menos 20 neurotransmissores idênticos aos produzidos pelo cérebro (serotonina, noradrenalina, dopamina etc.), produz 70 a 85% das células imunitárias do organismo e acolhe 100 bilhões de bactérias. Todos esses componentes, presentes localmente, têm estreita relação com o conjunto do organismo.

Esses transtornos digestivos não representam uma simples coincidência, mas a demonstração do papel do estresse sobre o tubo digestório.

Imunidade

Os portadores do vírus do herpes simples, em momentos de grande estresse, têm a noção exata de como ocorrem as recidivas. O mesmo se dá com os que viajam com frequência de avião e contraem gripes de repetição ou, ainda, os que têm predisposição às micoses e as desenvolvem com facilidade, especialmente em regiões quentes e úmidas do corpo. Nas mulheres, o estresse crônico é o caminho aberto para as vaginites de repetição provocadas pelo fungo *Cândida albicans* e pelas infecções urinárias.

Vírus, fungos, bactérias ou mesmo doenças geradas pelo próprio organismo, como asma, alergias e as doenças autoimunes – nas quais o sistema imunológico falha e ataca o tecido corporal da própria pessoa – são exacerbadas pelo estresse crônico. Um bom exemplo é o da esclerose múltipla, que é provocada pela ação destruidora do sistema imunológico na membrana ou na bainha que reverte os nervos.

As lesões cutâneas – eczema, psoríase, líquen plano, prurido, *rush* etc. – são agressões do sistema imunológico que se acentuam com a incidência do estresse crônico no organismo, onde existe uma baixa da produção de cortisol.

Está, portanto, demonstrado que o estresse pode modificar a atividade do sistema imunológico. Seus efeitos no organismo, porém, podem ser opostos, como, por exemplo, aumentar ou reduzir o crescimento tumoral ou a produção de anticorpos. Isso se deve ao fato de o sistema imunológico não ser monolítico, mas constituído de numerosos tipos celulares que se autorregulam de maneira complexa, e cuja ação varia segundo a infecção ou o estímulo antigênico considerado.

O sistema nervoso central e o sistema imunológico podem se comunicar por vias que podem ser acionadas quando do estresse. As informações circulam via sistema nervoso autônomo. O conjunto de órgãos produtores de células de defesa (timo, baço, gânglios, medula óssea) é inervado essencialmente pelo sistema simpático, mas também pelo parassimpático. Essa dupla inervação tem um papel protetor, uma vez que, ao minimizar os efeitos da adrenalina e da noradrenalina, otimiza a imunidade do organismo. A adrenalina e a noradrenalina são ativas ao nível dos linfócitos, mas outras substâncias, como as endorfinas, têm também propriedades reguladoras da imunidade – daí a importância da atividade física regular na preservação do sistema imunológico.

A comunicação se dá pelo eixo hipotálamo-hipófise-suprarrenal. De fato, no estresse crônico, os hormônios liberados modificam a resposta imunológica. O cortisol funciona como inibidor do sistema imunológico e, em excesso, pode mesmo suprimir as funções de defesa. Por outro lado, em quantidade insuficiente pode descontrolar o sistema imunológico, resultando em inflamações, alergias e doenças autoimunes.

A ativação das vias de comunicação entre o cérebro e o sistema imunológico renova a ideia das relações entre emoções e imunidade. Essas interações se fazem nas duas direções: o cérebro influencia as reações do sistema imunológico e os anticorpos afetam as atividades cerebrais. A adaptação imunológica tem como objetivo maior a adaptação global do organismo às pressões do ambiente.

Vários estudos e pesquisas de centros de excelência mundiais vêm demonstrando a relação do estresse crônico com o câncer. Hoje sabemos que o estresse crônico reduz a imunidade do organismo e que os tumores malignos são mais frequentes nos pacientes com imunidade baixa.

A maioria dos cientistas acredita que o sistema imunológico busca as células cancerosas da mesma forma que procura um agente externo agressor (vírus, fungo, bactéria etc.). Estudos conduzidos pela Universidade de Stanford mostraram que as pacientes com câncer de mama cujo cortisol era mais elevado à noite, quando deveria estar reduzido, tinham uma expectativa de vida menor. Outras experiências revelaram que, sob influência do estresse ou administrando doses de cortisol, seria possível aumentar a vulnerabilidade ao câncer ou a progressão dessa doença.

Os efeitos do estresse crônico sobre a imunidade não dependem da agressão pelo choque físico, mas do controle emocional da situação.

Estudos desenvolvidos na Universidade de Ohio, relacionando o estresse crônico e a saúde, demonstraram que indivíduos que convivem com a solidão, com a depressão e a ansiedade têm também seus sistemas imunológicos fragilizados.

Sono

Constantemente, o homem moderno é agredido por emoções negativas, agentes estressores que produzem reações sobre o metabolismo e processos mentais. Quando repetidas e acumuladas tais reações estimulam a produção de adrenalina e cortisol, hormônios inibidores do sono. A ativação do ciclo do sono e a inibição da vigília são estimuladas por outros hormônios, que não cabe aprofundar aqui.

As emoções e o estresse crônico, portanto, influenciam as funções hormonais, neurovegetativas e os ritmos biológicos.

O estresse crônico tem um elo direto com os ritmos biológicos. Cada alteração do sistema nervoso vegetativo, do sistema endócrino, portanto do cortisol e da adrenalina, ou qualquer mudança comportamental interfere no ciclo do sono e desregula o relógio biológico.

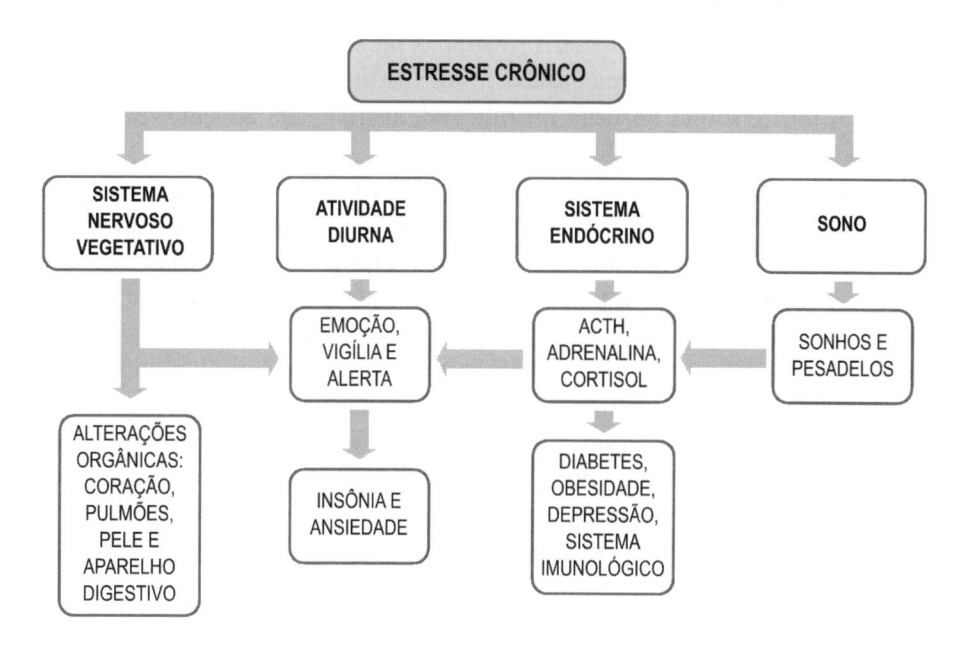

```
                        ESTRESSE CRÔNICO
         ┌──────────┬──────────┬──────────┐
    SISTEMA      ATIVIDADE    SISTEMA       SONO
    NERVOSO       DIURNA      ENDÓCRINO
  VEGETATIVO
       │             │            │            │
       │          EMOÇÃO,        ACTH,      SONHOS E
       │          VIGÍLIA E    ADRENALINA,  PESADELOS
       │          ALERTA       CORTISOL
       │             │            │
   ALTERAÇÕES        │         DIABETES,
   ORGÂNICAS:        │         OBESIDADE,
   CORAÇÃO,      INSÔNIA E     DEPRESSÃO,
   PULMÕES,      ANSIEDADE     SISTEMA
   PELE E                      IMUNOLÓGICO
   APARELHO
   DIGESTIVO
```

Figura 18

O sono é regulado pelo hipotálamo, estrutura integrante do cérebro emocional. Acordado, no estado de alerta, com o objetivo de suprir seu corpo de mais energia, o indivíduo tem necessidade de maiores quantidades de cortisol e adrenalina. A pressão arterial, por exemplo, tem que ser elevada para conduzir o sangue para o corpo, com o indivíduo na posição em pé. Diferentemente, quando se está dormindo, o metabolismo é reduzido. Normalmente, a produção do cortisol aumenta por volta das 4 horas da manhã e diminui no final do dia. Diante do estresse crônico, o indivíduo produz excesso de cortisol, de adrenalina e, some-se a isso, em muitos casos, o uso em grande escala de substâncias estimulantes como cafeína e nicotina. Tudo contribui para provocar um sono de má qualidade.

Ao mesmo tempo, o aumento da atividade do sistema nervoso simpático provoca taquicardia e alteração da pressão arterial. Com mais cortisol, a glicose produzida durante a noite pelo fígado aumenta na corrente sanguínea. Durante o sono, a demanda de energia pelo corpo é pequena, assim, o excesso de glicose é transformado em gordura, o que favorece o ganho de peso corporal. Aumenta, por outro lado, a resistência à insulina produzida pelo pâncreas, abrindo caminho para o diabetes tipo II se instalar.

Numerosas são as patologias provocadas ou agravadas pelas modificações fisiológicas ligadas às alterações do sono: fibromialgias, isquemia cardíaca noturna, morte súbita noturna inexplicável, asma ligada ao sono, bruxismo, fadiga crônica, depressão etc.

Qual o ideal de horas que se deve dormir por dia? Não existe uma marca ideal para todos. Cada um é único também na necessidade de sono. Em média, 90% da população dormem entre sete e oito horas por noite. A quantidade de horas dormidas não é tão importante. O importante é ter um sono que não seja interrompido e, sobretudo, ao despertar sentir-se repousado. O sono de boa qualidade é elemento básico para a recuperação da força vital do homem.

Muitos indivíduos com dificuldades para dormir se automedicam com substâncias indutoras do sono. Alguns acabam acordando cansados, pois estas drogas inibem fases do ciclo do sono. Os hipnóticos (drogas que estimulam o sono) são também campeões de venda da indústria farmacêutica.

Até mesmo o sonho é capaz de gerar estresse e cansaço. Por exemplo, ao sonhar que está correndo, uma pessoa manterá os músculos paralisados e o corpo imóvel, mas o coração e as outras funções vegetativas estarão trabalhando acelerados. Dormindo, desenvolve-se uma reação de estresse para lutar ou fugir. Certas pessoas ficam mais cansadas por noites maldormidas, do que por dias normais de trabalho.

Quem não teve dificuldades para dormir após uma grande emoção, um grande trauma? E, por outro lado, quem não se sentiu estressado após uma noite de poucas horas de sono ou agitada por pesadelos? Logicamente, quanto mais os acontecimentos estressantes se multiplicam, mais a qualidade do sono é alterada, conduzindo o indivíduo à fadiga.

Fadiga

O estresse crônico desgasta – Com a repetição constante da reação ao estresse, o organismo mina suas reservas energéticas e luta cada vez mais para se adaptar.

Existem dois tipos de fadiga: a aguda, que é normal após uma atividade física, uma mudança, uma noitada etc. – e aí basta um bom repouso para uma rápida recuperação; e a fadiga crônica, relacionada a esforços repetidos do cotidiano e com efeitos duradouros, provocando desgaste emocional e dores generalizadas. Esta última provoca também deficiências intelectuais, como lapsos de memória, dificuldade para se concentrar e alterações do sono. Pode resultar em modificações do humor, como irritabilidade, ansiedade e alterações psicossomáticas.

A pessoa tem a sensação de fraqueza, de mal-estar e de uma diminuição grande de sua energia. Sente-se esgotada após um leve esforço e uma incapacidade para agir. A particularidade da síndrome da fadiga crônica é que ela decorre, com frequência, de um estado infeccioso. Ressentir a fadiga é um sinal de alarme para as defesas do organismo. O melhor, nesse caso, é evitar a depressão através de atividades prazerosas, como o repouso e o lazer, e, também, se distanciar o máximo possível de agentes estressores.

Vale aqui um pequeno parêntese sobre outra característica do estresse: a cumulatividade. Nem sempre a reação de estresse vivenciada no momento é decorrente do agente estressor atual. Quantas vezes ouvimos a expressão: "Essa foi a gota d'água." De fato, por cumulativo, o estresse em determinado momento, transborda. No campo profissional, nos deparamos com frequência com indivíduos que vivem intensamente em seus cotidianos, a fase de esgotamento da Síndrome Geral de Adaptação.

Como a sobrecarga no trabalho é intensa e os esforços para responder às exigências do ambiente na mesma proporção, o indivíduo é conduzido a uma situação de saúde que os norte-americanos batizaram de *burn out*. Trata-se de um quadro de esgotamento das reservas do organismo, que ocorre quando todo o combustível é consumido.

A sobrecarga no trabalho, representada pelo excesso de solicitações, pelas responsabilidades da função, somada a uma vida desequilibrada, está na origem do *burn out*. De repente, a busca da excelência torna-se patológica. Além da fadiga, de certos estados ansiosos e depressivos, de alterações de adaptação, comuns no cotidiano, o *burn out* é uma forma aguda de mal-estar, identificado, sobretudo, em profissionais estratégicos de empresas.

Não importa a denominação, os desgastes do estresse são cada vez mais evidentes. Vão do *burn out* dos americanos ao *karoshi* dos japoneses, que vem a ser a morte súbita por esgotamento, passando pelo mal-estar que abate os europeus.

A síndrome da fadiga crônica foi identificada na década de 1980, nos EUA, no Japão e em países europeus, onde acometeu milhares de pessoas. Durante muito tempo se pensou que era provocada pelo vírus *epstein-barr*, que jamais foi identificado – a teoria foi abandonada. Na Europa, os especialistas preferem explicar essa fadiga pelo estresse crônico, pela depressão e pelas alterações do relógio biológico. Outros estudos demonstram que as suas causas estão ligadas a atividades físicas intensas, acrescidas das condições acima. Os sintomas da fadiga crônica são:

- fadiga física: diminuição da energia e enfraquecimento, com predisposição às doenças decorrentes, em função da queda da imunidade; dores musculares generalizadas; mudanças nos hábitos alimentares e alterações no peso corporal;
- fadiga emocional: tédio, sentimento de desmotivação, de impotência, sentir-se sufocado, falta de prazer e acessos de choro súbito e incontrolável;
- fadiga mental: atitudes negativas em relação ao cotidiano e a si próprio, sentimento de incompetência, de incapacidade, de inferioridade e indiferença por tudo.

São perigos que ameaçam nosso equilíbrio, dos quais devemos nos prevenir através do conhecimento do próprio corpo. Um mal-estar é, na verdade, uma mensagem do corpo agredido, que pode vir sob a forma de uma somatização. É um aviso de que algo não está bem.

O cérebro emocional ou o sistema psico-neuroimunológico é uma espécie de "médico interior" que nos acompanha o tempo todo. Desregulado, permite que a doença se instale. Mas, quando colocado em ordem, faz prevalecer sua propriedade curativa. À parte as prescrições de um especialista, é importante tomar a iniciativa pessoal para ativar e estimular o cérebro emocional, induzindo positivamente o organismo para a cura.

A pessoa com fadiga crônica, desmotivada, sem energia para nada, tenderá a buscar a ajuda de estimulantes para manter-se "ligado". Este recurso, porém, a mantém inativa e em permanente cansaço. São as condições ideais para que o sedentarismo se instale no seu corpo.

Sedentarismo

Antes da automação da sociedade, a atividade física era uma prática comum entre as pessoas. O corpo era útil. Andava-se quilômetros a pé para caçar ou ia-se de bicicleta para o trabalho. Hoje, as facilidades da vida moderna – como elevadores, carros automáticos com vidros elétricos, controle remoto, escadas rolantes etc. – são facas de dois gumes. Sempre que o conforto se alia à preguiça, quem paga é o corpo.

O sedentarismo se caracteriza pela redução progressiva do esforço físico. Em função dessa imobilidade, as doenças modernas, como estresse crônico, ganho de peso corporal, diabetes, hipertensão arterial, aumento das gorduras sanguíneas e tantas outras, se desenvolvem em ritmo preocupante. As desculpas dos pacientes, constatadas em nossa prática médica são sempre as mesmas: "Não tenho tempo", "Trabalho demais", "Chego em casa exausto" e "Acordo muito cedo". O dramático é que aqueles que em condições normais rejeitam a atividade física, por mais simples que seja, algum dia, de alguma forma, irão praticá-la, mesmo que sobre um leito, com o apoio de fisioterapeutas.

O sedentarismo é um dos principais fatores de risco, também, para o desenvolvimento de doença coronariana. Nesse sentido, quanto mais sedentário for o indivíduo, menos saúde terá. Por isso, um dos melhores recursos para a boa gestão do estresse do cotidiano é a prática regular de exercícios físicos. A partir dessa regularidade, o corpo produz naturalmente endorfinas que atenuam de forma eficaz as ações do estresse no corpo.

A Organização Mundial da Saúde chama "vida ativa" uma vida equilibrada no plano de dispêndio físico, suporte básico para o equilíbrio emocional. Nunca é tarde para começar a praticá-la.

Não é à toa que muitas empresas, com o objetivo de minimizar os riscos de saúde de seus colaboradores, estão investindo em programas de incentivo à atividade física.

Atividade física – Da mesma forma que o combate ao sedentarismo através da atividade física regular é benéfico para o binômio corpo-alma, o excesso é prejudicial. Vários estudos científicos demonstraram que a atividade física em demasia é fonte de estresse crônico (aumento de cortisol e adrenalina), gerando traumas importantes no físico do indivíduo (lesões musculares, articulares, sobrecarga cardíaca, queda da imunidade, redução das reservas de açúcar), como também no emocional (depressão e alterações de humor). Os limites do corpo devem ser respeitados. A atividade física deve ser prazerosa.

O sedentarismo representa um verdadeiro perigo para o coração. Isso se deve ao fato de que o músculo cardíaco perde sua força de contração, recebe e envia menos sangue para o corpo e acaba fornecendo menos oxigênio aos músculos e órgãos. Em caso de um infarto, por exemplo, o miocárdio se recupera de forma mais lenta. Vários indivíduos que vivem sob estresse crônico dormem mal, se alimentam mal, fazem uso indiscriminado de estimulantes (cafeína, nicotina etc.). Normalmente, são pessoas com excesso de peso que, ao se tornarem atletas de fim de semana, sem controle ou orientação, se veem surpreendidos, por exemplo, com um infarto do miocárdio, às vezes fatal.

Assim, antes de se iniciar na atividade física, é bom procurar conhecer os limites do corpo. Um dos exames mais utilizados para este fim é o teste ergométrico. Esse teste é capaz de avaliar a capacidade funcional, a condição física, os batimentos cardíacos e o surgimento de arritmias cardíacas, além do comportamento da pressão arterial e outros sintomas que não ocorrem em repouso, como cansaço exagerado, dor no peito, tonteira e desmaio. É, portanto, um exame de grande valor para os sedentários que desejam se iniciar na atividade física.

Quando associado a outros fatores de risco como o tabagismo, a hipertensão arterial, a obesidade e o diabetes, o sedentarismo é ainda mais perigoso para o coração.

O ciclo que conduz o indivíduo ao sedentarismo, observado em nossa prática médica é o seguinte:

– estresse (cortisol e adrenalina elevados) → alimentação desequilibrada → excesso de estimulantes (cafeína e nicotina sobretudo) → noites maldormidas (insônia) → fadiga → sedentarismo → aumento do estresse crônico.

Estudos recentes realizados nos EUA em 1.156 homens, entre 40 a 70 anos, demonstraram que os que praticam regularmente atividades físicas têm menos chances de ganhar peso corporal e de serem vítimas de distúrbios da ereção. Para garantir uma ereção satisfatória, por sinal, os pesquisadores constataram que é preciso investir em atividade aeróbica diariamente.

Outros efeitos benéficos da atividade física regular encontram-se no sistema de defesa do corpo. O câncer, terceira maior causa de morte no Brasil, é uma doença com várias origens que, na maioria das vezes, tem como pano de fundo o estresse crônico aliado a um estilo de vida inadequado (alimentação desequilibrada, tabagismo, sedentarismo). Como auxílio no tratamento da doença, os especialistas estão aconselhando seus pacientes a empreenderem ati-

O CICLO DOS EXCITANTES

ÁLCOOL

FUMO

ESTRESSE

ALIMENTOS AÇUCARADOS

CAFEÍNA

SEDENTARISMO

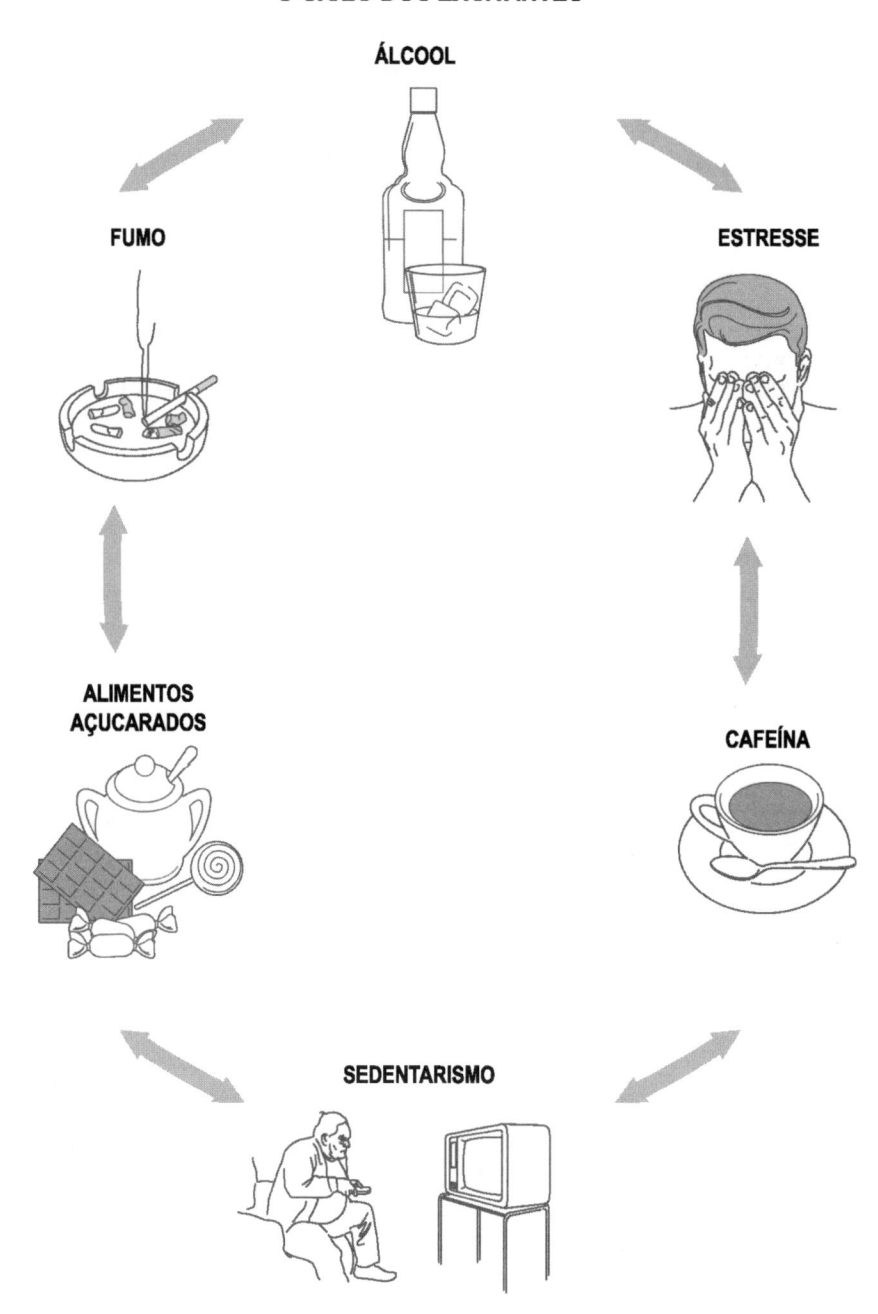

Figura 19

O CONTROLE DO CICLO DOS EXCITANTES

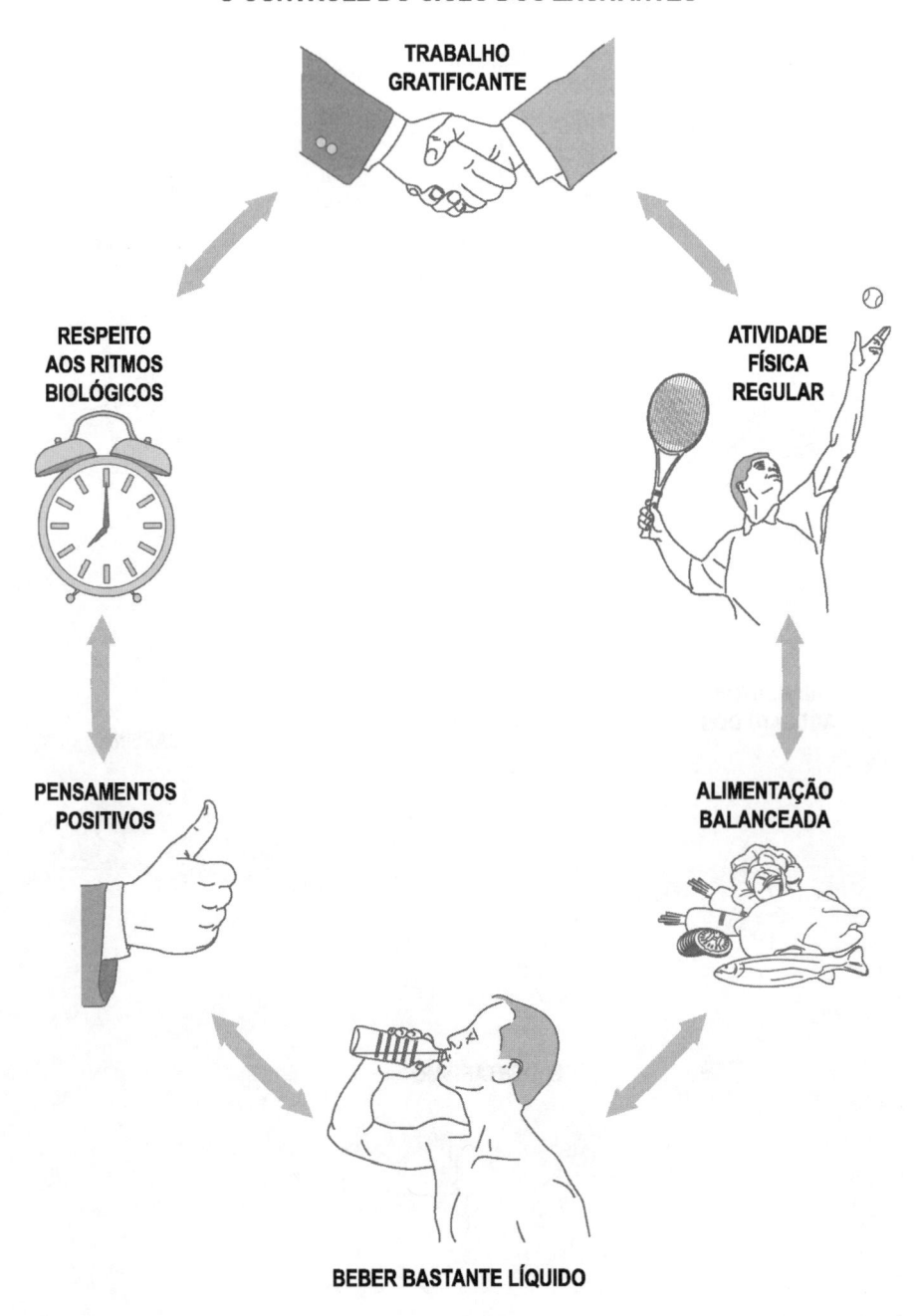

- TRABALHO GRATIFICANTE
- ATIVIDADE FÍSICA REGULAR
- ALIMENTAÇÃO BALANCEADA
- BEBER BASTANTE LÍQUIDO
- PENSAMENTOS POSITIVOS
- RESPEITO AOS RITMOS BIOLÓGICOS

Figura 20

vidade física regular com objetivo de aumentar a imunidade do corpo. A Organização Mundial da Saúde recomenda no mínimo 30 minutos, quatro a cinco vezes por semana, de atividade física moderada.

Além de todos os ganhos no campo físico, é agradável se sentir em forma. A atividade física é um fator de bem-estar importante, melhora a autoestima, e é um dos antídotos do estresse do cotidiano.

Obesidade

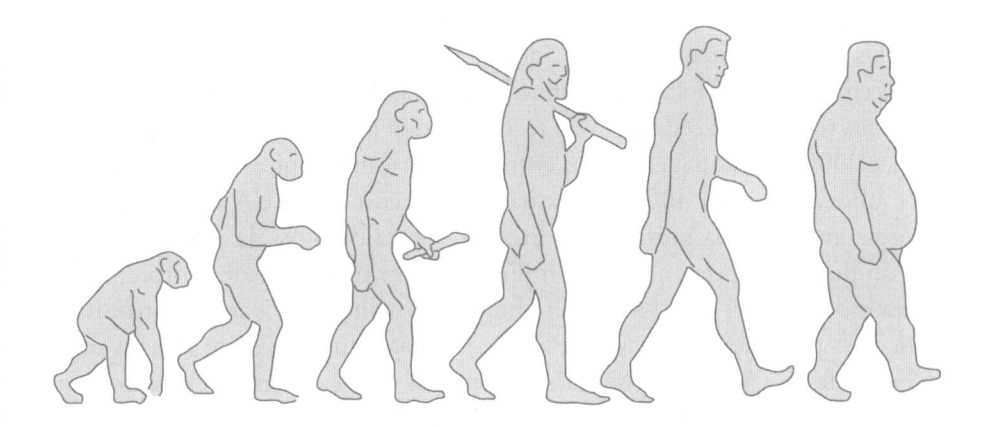

A ilustração acima demonstra que, no que tange à evolução física, o homem moderno está em desvantagem em relação a seus ancestrais, isso a despeito de todo o conforto, das facilidades e dos avanços tecnológicos que estão a seu alcance.

Há uma similaridade que, na linha do tempo, nos aproxima de nosso ancestral pré-histórico: a luta pela sobrevivência. Nesta analogia, o ambiente paleolítico pode muito bem ser substituído pela selva globalizante, cheia de perigos, que atormenta o homem moderno, especialmente os que disputam posições no mercado de trabalho. Tal como seu ancestral, ele precisa matar uma fera por dia para sobreviver profissionalmente.

Na verdade, os genes dos homens de outrora, como os de hoje, pouco mudaram. A grande alteração foi no estilo de vida. Mudaram os hábitos alimentares e atividade física. No Paleolítico, os indivíduos passavam fome por vários dias e, aqueles que melhor suportavam esse desafio tinham uma resistência à insulina maior que os demais: consumiam lentamente a glicose armazenada em seu corpo, obtida através de carboidratos de baixo índice glicêmico. A glicose é fundamental para o bom funcionamento cerebral.

Na sociedade industrializada, o homem está se tornando obeso. Paradoxalmente, mesmo em populações carentes, a obesidade está se tornando epidêmica. Por trás desse quadro está a dieta baseada em alimentos altamente calóricos, o sedentarismo e o estresse crônico vivido pela população em geral. A falta de tempo para se alimentar corretamente, aliada à desinformação, leva ao consumo de fast-food. Um simples almoço (sanduíche, batata frita, refrigerante e torta), consumido em larga escala por executivos em escritórios das grandes cidades, ultrapassa a necessidade média de 1.500 calorias diárias que um homem de cerca de 70 quilos necessita para desempenhar atividades burocráticas.

Tais hábitos alimentares, acrescidos do sedentarismo e do estresse cotidiano, favorecem a obesidade e abrem caminho para outras doenças modernas. Os homens estão morrendo mais cedo por não reconhecerem que a obesidade é letal. Entre 1971 e 2000, a obesidade dobrou entre os americanos: hoje, um em cada quatro é obeso. Morrem 400 mil pessoas anualmente nos EUA em função das doenças geradas pela gordura em excesso. Cerca de 64% da população têm excesso de peso e pelo menos 10 milhões sofrem de obesidade mórbida. Nos homens de 40 a 54 anos, 30% são obesos e os acima de 55 anos representam 33% dessa população. A obesidade atinge 34% das mulheres entre 35 a 44 anos, 38% nas de 45 a 54 anos e chega a 43% entre as de 55 a 64 anos. O custo anual com a obesidade nos EUA anda na casa dos US$ 166 bilhões.

No Brasil, segundo dados do IBGE, há mais obesos do que desnutridos. Dos 95,5 milhões de brasileiros com 20 anos ou mais apenas 4% têm déficit de peso. Já que os que estão acima do peso somam 38,5 milhões, representando 40,6% da população de adultos: destes, 10,5 milhões ou o equivalente a 11% são obesos. No país, a obesidade é responsável por 75 mil óbitos por ano.

Na China, que era um país de camponeses, o povo se servia de bicicletas para deslocamento nos grandes centros. Ao adotarem hábitos ocidentais como o fast-food e o sedentarismo, os chineses passaram a conviver com a obesidade. Em 2000, o Ministério da Saúde divulgou estudo mostrando que um terço dos chineses está acima do peso e que a obesidade entre crianças, na última década, cresceu cerca de 9% ao ano. Com o controle oficial da natalidade, os pais restringiram a prole a um ou dois filhos, que passaram a ser alimentados em excesso. Na Índia, está ocorrendo o mesmo fenômeno.

Muitos indivíduos comem menos gorduras, usam alimentos light e mesmo assim ganham mais peso. A explicação tem duas vertentes. A primeira tem a ver com os próprios alimentos. São carboidratos que aumentam rapidamente o nível de açúcar no sangue, que será metabolizado através da insulina produzida pelo pâncreas. Com a queda brusca de açúcar no sangue, aumenta a sensação de fome provocando a ingestão de mais comida e mais calorias acima da necessidade diária. A segunda vertente é o estilo de vida sedentário do homem moderno que faz com que as calorias se acumulem de forma nociva à saúde.

Para quem o peso corporal é uma preocupação, recomenda-se gerenciar melhor o estresse do cotidiano. O estresse crônico produz mais cortisol pelas glândulas suprarrenais, estimulando o apetite e favorecendo o ganho de gordura pelo corpo, sobretudo abdominal. Essa gordura acumulada é a responsável pelo desenvolvimento do diabetes tipo II, adquirido ao longo da vida, além de acarretar doença cardiovascular, aumento de colesterol e triglicerídeos, hipertensão arterial, doenças respiratórias ou acidente vascular cerebral. É um importante fator de risco para o coração.

Não bastassem os males intrínsecos da obesidade, o risco associado a doenças malignas é enorme. Um estudo da Sociedade Americana de Oncologia, realizado em 2003, indica que 14% das mortes causadas por câncer nos homens e 20% desses óbitos nas mulheres se explicam pelo excesso de peso.

Alguns estudos demonstram que as mulheres estressadas, com excesso de peso na região abdominal, liberam mais cortisol do que as com peso distribuído por outras regiões do corpo e tendem a comer mais nestas situações. O cortisol tem papel importante nesse processo. Diante de tantas emoções negativas no cotidiano, muitos indivíduos tentam compensar a falta de prazer na alimentação. Acabam criando um novo problema, a obesidade. Neste sentido, o controle do estresse tem dupla vantagem, pois pode ajudar no controle do peso corporal.

Infelizmente o Brasil se equiparou aos EUA no percentual de obesidade infanto-juvenil, com 15% da população entre seis e dezessete anos sofrendo de peso excessivo. O aumento, desde a década de 1980, tem sido expressivo. Enquanto entre os americanos a obesidade infanto-juvenil teve uma alta de 60%, entre os brasileiros o crescimento foi de 240%, por conta do acesso maior da população a carboidratos ordinários, como açucarados, biscoitos, refrigerantes e cerveja, além da disseminação do fast-food, com porções cada vez maiores. Assim, se nossos jovens persistirem neste estilo de vida, no futuro serão obesos, com todas as doenças correlacionadas, isto é, hipertensão arterial, colesterol excessivo, triglicerídeos elevados, fígado infiltrado por gordura, diabetes, infarto do miocárdio, acidente vascular cerebral, doenças articulares etc.

Os carboidratos que devem ser evitados na alimentação do cotidiano são os de alto índice glicêmico, que, ao serem absorvidos no intestino, elevam rapidamente os níveis de açúcar no sangue forçando o pâncreas a produzir rapidamente mais insulina. Dentre os alimentos com maiores índices glicêmicos encontram-se a cerveja (o maior de todos), a glicose, batata frita, pão francês, sucrilhos, refrigerantes, açúcar refinado e arroz. Os carboidratos menos glicêmicos são encontrados em frutas, massas, feijão, legumes cozidos, saladas e nozes.

Na alimentação cotidiana, o homem tem necessidade dos três elementos básicos: carboidratos, gorduras e proteínas. O carboidrato fornece a energia que é consumida em primeiro lugar pelo corpo e, como já foi dito, é fundamental para o bom funcionamento cerebral. A gordura nos fornece, entre outros, o colesterol, elemento formador da parede das células, da constituição dos hormônios. As proteínas, por sua vez, constituem o esqueleto mole do corpo e geram os aminoácidos necessários ao metabolismo do organismo. Portanto, a alimentação equilibrada deve ser constituída de 55% de carboidratos de baixo índice glicêmico (índice que mede a capacidade para estimular a secreção de insulina pelo pâncreas), 35% de proteínas e 10% de gorduras.

O fato é que é fundamental encontrar um novo equilíbrio alimentar: mais frutas, legumes, proteínas; menos carboidratos de alto índice glicêmico e menos gordura. Outro elemento indispensável para o corpo é a água, que responde por 60 a 70% do peso de um adulto. A necessidade de ingestão diária de água é individual, mas a quantidade ideal pode ser calculada em litros multiplicando-se o peso corporal por uma constante (0,05).

Tanto o centro nervoso da sede como o da fome encontram-se no hipotálamo que, como foi explicado, faz parte do cérebro emocional. Da mesma forma que necessitamos dos nutrientes acima para alimentar o corpo, precisamos, também, de boas emoções para fomentar nossas mentes.

Conhecendo seu índice de massa corporal — A partir da frase cunhada por John Kenneth Gailbraith: "Nos EUA morrem mais pessoas por excesso do que por falta de comida", no final dos anos 50, a sociedade americana passou a encarar a obesidade como um problema de saúde pública e não uma mera questão de estética. Lá, um em cada quatro indivíduos é gordo. São cada vez mais frequentes as campanhas voltadas para combater a obesidade.

Aliás, essa doença crônica passou a ser uma preocupação dos governos em todos os países industrializados. Hoje, no Brasil, a obesidade mata aproximadamente 75 mil pessoas por ano.

Contrastando com as palavras do economista americano, nos países da África sub-saariana, as populações são constituídas em sua absoluta maioria por raquíticos. Além da escassez de alimentos conseqüente à pobreza existente, não dispõem dos "confortos" típicos dos países desenvolvidos.

O estresse crônico tem papel importante no desenvolvimento da obesidade, pela alta produção de cortisol, que provoca o armazenamento de gordura na região abdominal. A maioria dos indivíduos tem excesso de peso corporal e, ao persistirem em seus estilos de vida, serão, sem dúvida, obesos.

A obesidade favorece o surgimento de várias doenças, como o *diabetes mellitus* tipo II, hipertensão arterial, alterações das gorduras sanguíneas, infarto do miocárdio, doenças articulares, vasculares e dermatológicas. A autoestima, a imunidade e o desejo sexual do obeso são reduzidos. Além disso, transpiram em excesso, dormem mal e respiram com dificuldade.

Estudos da Sociedade Americana de Oncologia mostram que a incidência de câncer intestinal e de próstata é de 30% maior em homens obesos, enquanto o câncer de endométrio, de colo de útero e de mama é de 55% maior em mulheres obesas.

A obesidade se caracteriza pela ingestão alimentar com excesso de calorias. E quanto menor o gasto energético, mais o indivíduo engorda. Não é fácil quantificar essa gordura em excesso. Em nossa clínica usamos como parâmetro o Índice de Massa Corporal (IMC), que se obtém dividindo o peso do indivíduo (em kg) por sua altura ao quadrado, isto é, altura x altura em metros. A partir desse número de kg/m² interpretamos da seguinte maneira:

menos de 18 kg/m²: abaixo do peso;
de 18 a 26 kg/m²: normal;
de 26 a 30 kg/m²: pesado;
a partir de 30 kg/m²: obeso;
acima de 40 kg/m²: obeso mórbido.

Como há muitos tipos de obesidade o tratamento também é muito difícil. Exige uma força de vontade muito grande do paciente para mudar seu estilo de vida.

Dietas é o que não faltam, das mais simples às mais exóticas. Há aquelas com nome de planetas, de médicos, de cidades, coloridas etc.

Ora, milagres não existem! Somos indivíduos com metabolismos exclusivos, com momentos de vida únicos. Temos memória emocional, ansiedades e hereditariedade próprias. Não existe, portanto, receita de bolo para se tratar da obesidade. Cada caso é um caso.

Por isso, é essencial conhecer o próprio corpo e seu metabolismo. Adotar dietas criteriosas e individualizadas, iniciar uma atividade física regular, combater o sedentarismo e o fast-food, além de educar os filhos para a alimentação saudável, são iniciativas indispensáveis para reverter a dramática trajetória evolucionista do homem moderno mostrada na ilustração inicial.

Diabetes

Dado que o estresse influencia a quantidade de açúcar no sangue, combatê-lo passa a ser, portanto, uma das etapas mais importantes do tratamento do diabetes.

Trata-se de uma doença caracterizada pela incapacidade de o corpo produzir insulina – tipo I – ou de bem utilizá-la – tipo II. Abordaremos aqui o diabetes tipo II, que acomete 90% dos diabéticos e ocorre por conta do desgaste cumulativo ao longo da vida. Qualquer pessoa pode desenvolvê-lo, ninguém está protegido. Hoje, no Brasil estima-se que 7 a 8% da população são portadores de diabetes. A doença se desenvolve a uma velocidade grande em vários cantos do mundo, tornando-se problema de saúde pública em grandes centros.

O estresse crônico presente no cotidiano dos indivíduos produz, como reação, um elevado nível de cortisol no sangue. O sedentarismo, o excesso de peso e a alimentação desequilibrada, que atinge a maioria, contribuem para o aumento do açúcar no sangue. Embora o pâncreas continue a produzir insulina face à demanda, o próprio corpo começa a criar resistência a esse hormônio.

Vimos em "Obesidade" um ciclo vicioso: o estresse crônico facilita o depósito de gordura no corpo, o cortisol estimula o apetite (maior ingestão de energia), gerando ganho de peso. Com os efeitos da insulina prejudicados, cria-se mais estresse, com maior sobrecarga ao coração, aos vasos e ao esqueleto.

A interação do cortisol com a insulina, provocada pelo estresse crônico, facilita o depósito de gordura nas paredes das artérias. O sangue transporta vários elementos para todo o corpo: oxigênio, células de defesa, hormônios, energia sob forma de açúcar (glicose). O papel da insulina é retirar o açúcar do sangue e levá-lo para dentro das células dos tecidos do cérebro, músculos, órgãos etc. Essa energia, que não consegue ser metabolizada nas células, acaba sendo transformada em gordura. O estresse crônico contribui para o aumento da resistência à insulina.

Com importante componente genético, a doença costuma acometer adultos gordos e sedentários com mais de 40 anos. Às vezes os sintomas passam despercebidos. Todo diabético urina com frequência, tem o apetite aguçado, está sempre com sede e cansado.

Doença grave, o diabetes é fator de risco para a aterosclerose (a artéria perde a sua elasticidade) e a parede interna do vaso começa a ser agredida e obstruída por placas de gordura. Os caminhos que conduzem o sangue, portanto, o oxigênio, para o corpo, começam a se obstruir.

Na ultrassonografia das artérias carótidas (que têm em média 7 mm de calibre) ou de aortas (em média 15 a 20 mm de calibre) de pacientes diabéticos com gorduras sanguíneas elevadas, encontramos placas de gordura estabelecidas nas suas paredes. Não é difícil imaginar como a gordura depositada na microcirculação (nos capilares) pode obstruir a boa oxigenação dos tecidos. É nessa microcirculação que as trocas gasosas (CO_2 por O_2) ocorrem no corpo. Assim, as glândulas que produzem hormônios não poderão desempenhar a contento seus papéis, pois secretam seus hormônios nos espaços localizados fora das células produtoras. Essas secreções são absorvidas pelos vasos capilares e, em seguida, transportadas pelo sangue para o corpo. Ora, se esses capilares estiverem obstruídos por gorduras ou contraídos pelas ações constritoras da adrenalina não há como oxigenar estas glândulas.

O diabético tipo II, normalmente, é um indivíduo gordo, muitas vezes hipertenso e com altos níveis de triglicerídeos (ácidos graxos) no sangue. Some-se a isso o estresse crônico – isto é, aumento de cortisol e da adrenalina que também aumenta o açúcar no sangue e cujo efeito no vaso é o de estreitar o seu calibre – e o quadro geral tenderá a piorar. A oxigenação dos tecidos fica prejudicada e surgem novas complicações decorrentes: infecções frequentes, geralmente por fungos, alterações na visão, dificuldade para a cicatrização de feridas etc. A deterioração dos vasos sanguíneos é forte fator de risco para o aparecimento de doenças coronarianas (quatro vezes maior o risco em diabéticos). Cerca de 40% dos diabéticos desenvolverão complicações em longo prazo e pelo menos 35% morrem vítimas de infarto do miocárdio.

O risco de cegueira, provocada pela deterioração dos capilares sanguíneos da retina, é 25 vezes maior em diabéticos. Pelo menos 50% dos portadores desta doença são acometidos de impotência sexual. O diabetes é também a causa mais frequente de amputação não traumática de pés e pernas e uma das principais causas de morte por insuficiência renal crônica – cerca de 30% dos brasileiros que fazem hemodiálise são diabéticos. Um contingente equivalente a 60% dos diabéticos sofre de neuropatias, em função da deterioração dos vasos sanguíneos que irrigam as fibras nervosas.

Estudos publicados no *American Journal of Epidemiology*, dos EUA, demonstram que o diabetes aumenta o risco de vários tipos de câncer, entre eles o de cólon e o de pâncreas, assim como o de câncer de fígado em homens e o de mama em mulheres. Esta doença triplica o risco de acidente vascular cerebral: cerca de 25% dos diabéticos morrem vítimas de derrame. O exame que demonstra com bastante clareza predisposição do indivíduo à doença é o que mede a dosagem da insulina em jejum.

Além de prejudicial em si, o diabetes pode ser fonte irradiadora de outras doenças, como a depressão, cujo risco é aumentado em quatro vezes. Os custos com o tratamento do diabetes são altos, a gestão da doença complexa. É preciso que o diabético mantenha dentro da normalidade sua taxa de glicose no sangue (até 110 mg%), a fim de prevenir ou retardar complicações futuras que normalmente ocorrem. E essa administração inclui o controle do estresse crônico, que fragmenta as formas de glicose armazenadas no corpo e aumenta o açúcar no sangue. Só assim será possível diminuir os riscos de complicações ligadas ao diabetes e melhorar a estabilidade emocional, o bem-estar. É indispensável também controlar o peso corporal, manter uma alimentação saudável e fazer atividade física regular, sempre respeitados os limites e o metabolismo de cada um.

Substâncias psicotrópicas legais

As mais comuns são o álcool e o fumo. O álcool, o mais antigo dos psicotrópicos, é muito utilizado como ansiolítico e antidepressivo. Ingerido em demasia, funciona como sedativo e, em pequenas doses, atua como desinibidor euforisante. Já a nicotina encontrada no fumo é uma substância estimulante. Além das ações na psique do indivíduo, estas substâncias agridem o físico.

Todas as drogas agem de modo similar sobre o sistema nervoso, principalmente ao nível das sinapses. Recorde-se que as sinapses servem de elo na transmissão das informações no sistema nervoso, que se faz via moléculas químicas: os neurotransmissores que, sintetizados pelas células nervosas, modificam de maneira específica suas atividades.

As drogas atuam desequilibrando a quantidade de certos neurotransmissores no organismo. A maioria age aumentando no corpo a quantidade de dopamina, neurotransmissor cujo papel é simplesmente recompensar o organismo transferindo-lhe uma sensação de prazer quando este realiza uma função vital como se reproduzir, comer, dormir etc. Mal comparando, a dopamina seria um prêmio para quem tem se comportado bem.

O problema é que, ao cabo de um determinado tempo, a dopamina voltará ao seu nível normal e o prazer desaparecerá. O que o organismo fará para ter prazer novamente? Vai solicitar novamente mais droga – daí a dependência. Claro que no início não é difícil controlar, mas aos poucos o organismo vai solicitar cada vez mais dopamina, exigindo mais e mais droga para gerar prazer. Por outro lado, depois de um tempo, o organismo perceberá a queda ao nível normal do neurotransmissor (nível sem droga) como uma punição (sensação de mal-estar, depressão etc.). É o início da dependência. A etapa final é aquela em que somente através da droga se atinge um nível satisfatório de dopamina capaz de gerar prazer. Nesse estágio o indivíduo já pode ser considerado um toxicômano.

Ao ativarem o circuito nervoso do prazer e da recompensa, as drogas perpassam estruturas do cérebro emocional. Não é difícil compreender por que o drogado vira um dependente da renovação desse prazer enorme, potente, quase orgástico, fazendo uso de mais e mais droga.

O álcool — Muitas pessoas, diante de emoções negativas e outras adversidades buscam o prazer utilizando substâncias que potencializam ainda mais o estresse. Ocorre que, quando o estresse é crônico, permanente, o organismo produz muita adrenalina, um potente estimulante para o corpo, vide todas as suas ações nos mais diversos órgãos. A busca do equilíbrio do meio interno (homeostasia) é constante.

É comum que, depois de horas exaustivas de trabalho, em que estiveram sob ação de inúmeros agentes estressores, muitos indivíduos, antes de irem para casa, costumam reunir-se com os amigos no *happy hour* próximo ao trabalho. O "chopinho" de fim de tarde é a dose de ansiolítico, de tranquilizante, necessária para "reequilibrá-los". O álcool utilizado para esta finalidade é cada vez maior, tanto entre homens como entre mulheres. Os almoços de negócios, as confraternizações fora do ambiente de trabalho são exercícios de sociabilidade, prazer e de descontração cada vez mais arraigados em nossa cultura. A bebida alcoólica, sempre presente nesses encontros, tornou-se um hábito.

Quando consumido moderadamente, o álcool desinibe, deprimindo o sistema nervoso. O problema é que, pelos seus efeitos no emocional e constância do uso, muitos indivíduos estão se tornando alcoólatras. O alcoolismo é uma forma de toxicomania (pela sua natureza tóxica) e se caracteriza por ser uma dependência.

O alcoólatra deseja e consome álcool de forma descontrolada, tornando-se cada vez mais tolerante aos seus efeitos. Aumenta mais e mais sua dose cotidiana e, quando pára de beber, apresenta síndromes de abstinência que demonstram a dependência química. O alcoolismo é uma doença crônica, constitui um verdadeiro problema de saúde pública. É uma das maiores causas de morte nos países nórdicos. Nos EUA, onde há 10 milhões de alcoólatras, em 2000 morreram 85 mil americanos por alcoolismo.

O álcool desinibe, gera prazer, relaxa e é barato. Mas em um país como o Brasil, onde se consome regularmente cachaça, caipirinha, cerveja e outros destilados e fermentados, é bom não desprezar as estatísticas de morte por ingestão alcoólica. Segundo dados do Ministério da Saúde, 90% das internações em hospitais psiquiátricos por dependência de drogas acontecem devido ao uso de álcool. Outros dados indicam que 45% dos jovens envolvidos em acidentes automobilísticos haviam ingerido bebida alcoólica. Um em cada dez usuários de álcool torna-se dependente da droga.

Existem inúmeras explicações para a dependência alcoólica, de fatores genéticos (predisposição cerebral), ambientais (hábitos alimentares), psicológicos (falta de autoconfiança, depressão), a acontecimentos dolorosos da vida (luto, separação etc.), festas e eventos sociais. Seja qual for a causa, o consumo de álcool é cada vez mais precoce e acomete todas as camadas da população. Constata-se um perigoso aumento no consumo de cerveja por adolescentes, o que é desaconselhável, uma vez que estes jovens têm o fígado pequeno e o cérebro em formação. O alcoolismo entre as mulheres, frequentemente mais discreto, também é uma realidade.

São elevados os custos do alcoolismo, sejam eles pessoal, familiar ou social. No Brasil, gastam-se cerca de US$ 48 bilhões por ano no tratamento de alcoólatras, segundo estimativas da Secretaria de Saúde de São Paulo.

No mundo empresarial, o alcoolismo acomete cada vez mais seus colaboradores e vem mobilizando as organizações. Quem não sabe da história de alguém que se tornou alcoólatra, degradou a vida, destruiu o patrimônio, perdeu o emprego e a família? É um clássico no campo da psiquiatria.

O estresse crônico, no campo empresarial, é uma das causas do aumento da dependência ao álcool. O alcoólatra se expõe, de um lado, a riscos de acidentes e de outro, a problemas de saúde incapacitando o bom funcionamento do organismo.

No terreno neurológico, o álcool provoca alterações da vigília, que podem ir do estado de embriaguez ao coma. O alcoólatra pode ter convulsões, apresentar *delirium tremens*, além de alterações de sensibilidade dos membros inferiores provocadas por polineurites, alterações da memória e demências.

No plano digestivo, o alcoólatra pode apresentar várias complicações, como hepatite, cirrose, câncer (75% dos cânceres de fígado revelam uma cirrose à autópsia), úlceras, gastrites, esofagites, pancreatites, hemorragia digestiva etc. No campo cardiovascular, são comuns os casos de hipertensão arterial, alterações do ritmo cardíaco e modificação irreversível da arquitetura cardíaca.

E a nível psíquico, o alcoolismo acarreta, entre outras complicações, modificações da vida afetiva, desinteresse progressivo pelo convívio social, alteração na sexualidade. Emocionalmente, o alcoólatra é instável e marcado por grande impulsividade.

O álcool retarda a reação de estresse (de luta ou fuga) ao ativar mais lentamente o eixo hipotálamo-hipófise-suprarrenal. A produção de cortisol e adrenalina expõe o alcoólatra a vários riscos.

O álcool é um agente estressor por si só. Na fase de abstinência a concentração de cortisol no sangue é duas vezes mais alta. O perigo do álcool é que mesmo um consumidor eventual pode se tornar um toxicômano, desde que seu terreno genético seja favorável. Álcool não é medicamento, não tem indicações nem posologias. Entretanto, os efeitos colaterais são conhecidos.

Muitas vezes ouvimos de nossos clientes que, por recomendação médica, fazem uso de um ou dois copos de vinho por dia, sob pretexto de ser bom para o coração. Trata-se de uma recomendação infeliz, pois resulta de uma visão muito parcial do que está em jogo, a saúde e todas as suas variáveis.

Em 1994, a Organização Mundial da Saúde (OMS) reagiu fortemente a esta recomendação e contra todos os propósitos que faziam crer que um consumo limitado de álcool poderia ser bom para a saúde. Para a OMS, "não existe nenhum limite mínimo de consumo de álcool, abaixo do qual poder-se-ia beber sem risco".

Muitos já ouviram que os habitantes da região do Mediterrâneo apresentavam uma taxa de mortalidade decorrente de doenças cardíacas menor que a dos países vizinhos em função da dieta adotada por essa população. Dieta rica em fibras, legumes, verduras, grelhados, azeite de oliva e frutas. Sem dúvida uma excelente dieta, que minimiza bastante a formação de placas de gordura nas artérias, reduzindo o desenvolvimento de doenças cardiovasculares. Nessa dieta está incluído o consumo de um cálice de vinho tinto. Nesse caso, o vinho é que está fora do contexto da boa dieta, por ser calórico e, como o álcool, apresentar os efeitos já citados. O povo francês, segundo as estatísticas, anualmente, vem reduzindo o consumo de vinho *per capita*. Entretanto, o uso do vinho tinto moderadamente, traz lá suas compensações.

A nicotina — A nicotina é, de todas as drogas legais, aquela que mais rapidamente gera dependência. O princípio ativo do fumo é um estimulante do sistema nervoso: basta um cigarro para sentir vontade novamente de fumar.

O fumante consciente dos prejuízos causados pelo fumo trava uma guerra íntima entre a vontade de fumar e não fumar. Para resolver esse problema o mais simples seria a renúncia pura ao fumo. Mas quem tem o vício sabe de forma pertinente que a parada radical é difícil, pois não afasta a vontade de fumar.

Existem remédios, como adesivos de nicotina, que ainda não têm sua eficácia comprovada.

Se de um lado é muito difícil suprimir radicalmente o tabagismo, por outro é possível diminuir a vontade de fumar. E a solução mais suave para se livrar do cigarro reside precisamente nesse ponto: continuar a fumar, reduzindo essa vontade o máximo possível. E mais tarde, parar simplesmente.

A nicotina é uma substância extremamente tóxica. No ano de 2000 o tabagismo matou 435 mil americanos. Trata-se de um verdadeiro veneno e a dose considerada letal para o homem seria da ordem de 30 a 60 mg, segundo pesquisas conduzidas pelo pesquisador americano Larson, com a ajuda de seus colaboradores. A taxa de nicotina é muito variável de cigarro para cigarro, e somente uma pequena parte é absorvida pela mucosa da boca, da traqueia, dos brônquios e dos pulmões. De consistência líquida e coloração branca, que em contato com o ar adquire a cor marrom, a nicotina contém um alcaloide com potente ação fisiológica. Depois de absorvido, chega ao cérebro em sete segundos.

Os alcaloides, como a nicotina e a cafeína, são alojados na substância gordurosa que reveste os axônios das células cerebrais. É desse ponto que a nicotina, um neurotransmissor, estimula as células nervosas. Aproximadamente 20 minutos depois, ocorre uma depressão e paralisia da célula, interrompendo a transmissão do impulso nervoso. Tudo isso é decorrente da queda rápida da taxa de nicotina no sangue: em alguns segundos a nicotina é absorvida e, após 20 ou 30 minutos, reduzida à metade. Essa queda brusca cria uma nova necessidade de estímulo às células nervosas. Essa necessidade se expressa por uma sensação de desconforto e de irritabilidade, que vira satisfação quando atendida.

O cigarro cria então necessidade de outro cigarro, um círculo vicioso do qual fica difícil de sair. O tabagismo é um estado de dependência que se traduz pelo uso frequente da nicotina para, através dos seus efeitos, evitar o mal-estar. Esse ciclo periódico explica por que os tabagistas chegam a fumar uma média de 20 cigarros por dia.

Ao longo do tempo, a ação da nicotina sobre os neurônios diminui a vontade e reforça ainda mais a dependência. Como a nicotina estocada nas gorduras que revestem os axônios é liberada muito lentamente, a desintoxicação cerebral é, portanto, lenta, sugerindo que as células nervosas "memorizem" essa intoxicação toda a vida. De fato, ao menor aporte de nicotina, o ex-fumante retoma seus antigos hábitos e, mesmo após vários anos de abstinência, em curto espaço de tempo volta a fumar como antes. Por isso recomenda-se que o ex-fumante evite a reincidência, mesmo experimental.

Ao contrário do álcool, que embebeda e pode induzir ao coma, o tabagismo não impacta imediatamente a saúde. É aí que reside o perigo. As reservas pulmonares mascaram as insuficiências respiratórias e as doenças são dissimuladas e invisíveis. O tabagismo é uma doença crônica que está relacionada a várias outras moléstias, como o câncer de boca, de faringe, de bexiga e, é claro, de pulmão – cerca de 90% dos óbitos por câncer pulmonar são de fumantes etc. A ação da nicotina sobre os vasos arteriais que conduzem oxigênio para todo o corpo é muito parecida com a da adrenalina: uma vez injetada nicotina na circulação, os calibres dos vasos se contraem, diminuindo o aporte de oxigênio para os tecidos. Ou seja, os malefícios do fumo têm efeitos sobre todos os tecidos e órgãos do corpo.

A nicotina aumenta a liberação do hormônio ACTH pela hipófise que, por sua vez, estimula as glândulas suprarrenais a produzir mais adrenalina, cuja ação nos vasos já conhecemos. Assim, o tabagismo eleva a pressão arterial, facilita a formação de placas de gordura na parede das artérias, inclusive das coronárias, sendo, portanto, mais um importante fator de risco para o desenvolvimento de doença coronariana.

É fácil entender o mecanismo que liga o estresse ao tabagismo. Para reagir ao estresse, o corpo libera adrenalina (e cortisol) e açúcar (sob forma de glicose) na circulação sanguínea. Assim, cheio de energia, o organismo está pronto para lutar ou fugir do agente estressor. O açúcar, portanto, aumenta a vontade de fumar. Quanto mais estressado o fumante, mais ele fumará. E quanto mais fumar, mais estará estressado.

Alguns alimentos do cotidiano têm um denominador comum com o fumo. O café, o chá e o cacau (chocolate) e alguns condimentos, como a pimenta e a mostarda, contêm cafeína e teobromina, que são alcaloides, tal como a nicotina. Os alcaloides têm potente ação fisiológica por estimularem e, em seguida, paralisarem as células do sistema nervoso num ciclo que se repete. Daí ocorre a dependência a essas substâncias. Assim, ao suspender-se o uso de uma dessas substâncias sem a interrupção de todas as outras, a vontade de fumar continuará.

A presença de alcaloides nessas substâncias não é a única explicação para a dependência. Estes estimulantes, incluído o fumo, aumentam a taxa de açúcar no sangue que, por sua vez, criam, também, outros sintomas acarretados pela falta do alcaloide. Como o corpo humano não tem necessidade, consome sistematicamente todo o açúcar refinado (de alto índice glicêmico) ingerido.

Esse consumo rápido do açúcar gera efeitos similares à falta da nicotina (fome, angústia, irritabilidade, dores de cabeça etc.). Quanto mais rápida é a queda, mais os sintomas serão sentidos. Resultado: a ingestão de açúcar aumenta a vontade de fumar. Isso explica a interdependência estreita que existe entre a nicotina, o açúcar, os estimulantes do sistema nervoso, incluindo a adrenalina, portanto, o estresse e a vontade de fumar.

Não é por acaso que cresce em quase todos os países o consumo de açúcar, café, álcool e cigarros. Um estudo do pesquisador Friedman, dos EUA, mostrou que 20% dos fumantes bebiam mais de seis xícaras de café por dia, contra 8% de não fumantes. É o hábito de fumar após uma refeição o mais difícil a abandonar. Compreende-se. A sequência de sobremesa (açúcar), cafezinho (açúcar mais cafeína), licor (açúcar mais álcool) pede o acompanhamento de um cigarro ou um charuto.

São inúmeras as doenças geradas pela fumaça e alcatrão no físico do indivíduo. O tabagismo é percebido pela população de um modo geral, essencialmente, como um fator de risco para o câncer. De fato, no Brasil morrem 100 mil pessoas por ano em consequência do câncer. Nos grandes centros urbanos a principal causa de morte (40% dos óbitos) é decorrente de doenças cardiovasculares, um quarto delas ligada ao tabagismo, algoz de primeira hora do coração.

> TF, 51 anos, jornalista e escritor.
>
> **Histórico de sedentarismo, excesso de peso corporal. Abdômen proeminente, empurrando seu diafragma para cima e aumentando ainda mais a falta de ar de que tanto se queixava.**
>
> **Fumante de dois maços de cigarro por dia. Após a realização da prova de função respiratória em seu *check-up* médico, assustou-se com os resultados do exame. Tomou a decisão de abandonar o cigarro.**
>
> Chegou a escrever um artigo em revista de circulação nacional intitulado "Parei de fumar", no qual prometia ser um ex-fumante que não se incomodaria com o cheiro do cigarro nem dos cinzeiros cheios de guimbas. Citou todos os malefícios do cigarro. Terminou o artigo parodiando Rubem Braga: "E quem quiser fumar que se fume."
>
> Artigo comentado, com direito a telegrama de congratulações. Meses depois, aeroporto de Salvador, aguardando sua volta ao RJ: sentado em um canto discreto da sala de espera, o poeta turbinava sua criatividade com desavergonhadas baforadas e doses de nicotina.

Naqueles que infartam antes dos 50 anos de idade (evento cada vez mais frequente entre homens e mulheres), o tabagismo está muito presente, além de outros fatores de risco que provocam a destruição da artéria coronária. O ideal é não começar a fumar. Por isso, o foco das campanhas antitabagistas deve ser o jovem. Ao acender o primeiro cigarro, ele estará induzido a fumar o segundo e acionar a engrenagem que mantém o ciclo da dependência.

Cafeína – O hábito do "chopinho-café-cigarro" faz parte de um ritual ligado ao convívio humano e às trocas interpessoais. Numerosos trabalhos desenvolvidos em vários países já se debruçaram sobre este tripé. O estudo de Friedman destacou o papel do tabaco e do café no desenvolvimento da úlcera gástrica e gastrite. Embora a participação da cafeína tenha sido inócua, nesse estudo, 38% dos fumantes eram grandes consumidores de café, contra 12% de não fumantes homens e 6% de mulheres.

O estudo epidemiológico de Framingham revelou uma forte correlação entre o consumo de cigarros e o de xícaras de café. Os ex-fumantes consomem mais café do que aqueles que nunca fumaram. Já os fumantes, em caso de estresse intenso, costumam aumentar o consumo de cigarro e café, que é bebido normalmente antes de acender o cigarro. Quanto mais café, mais cigarro.

Nas pesquisas do médico canadense Stavric B. não se confirmou a tese de que o consumo regular de café provoca doenças. Entretanto, há muito tempo o café é conhecido por seus efeitos cardiovasculares, em função da ativação do sistema simpático e elevação das taxas de adrenalina e noradrenalina no sangue. Tal como a nicotina, a cafeína é um alcaloide psicoestimulante, que eleva a pressão arterial e acelera o coração após uma fase de ritmo cardíaco mais lento. Portanto, o estressado permanente, que bebe muito café e fuma, está expondo seu corpo, concomitantemente, a três estimulantes importantes: adrenalina, cafeína e nicotina, que elevam a pressão arterial, reduzem o calibre dos vasos sanguíneos arteriais e diminuem o aporte de oxigênio aos órgãos.

Combinados com o estresse, os efeitos da cafeína sobre a pressão arterial são cumulativos. No entanto, uma tolerância aos efeitos cardiovasculares se desenvolve rapidamente, e nenhum estudo epidemiológico demonstrou que a cafeína possa ser um fator de hipertensão arterial permanente. Como a nicotina, ela relaxa o tônus do esfíncter esôfago-gástrico e aumenta a secreção de ácido clorídrico, o que pode acarretar sintomas de desconfortos gástricos.

As ações psicoativas da cafeína e da nicotina são associadas: o consumo de um reforça o do outro. Fumar mantém o indivíduo em alerta, assim como tomar café.

Vários estudos demonstraram que a cafeína aumenta a vigilância, facilita a concentração e, em função de seu efeito estimulante, pode gerar insônia. Um grande número de indivíduos faz uso regular de várias xícaras de café para se manter mais ativo e mais alerta. Se de um lado aumentam o metabolismo, por outro perdem noites de sono. Aumentam assim, a fadiga, estimulam o sedentarismo e buscam no consumo de ansiolíticos e medicamentos indutores do sono o estímulo para um sono... de má qualidade.

Automedicação

Estresse, ansiedade, depressão, insônia, colesterol elevado, fadiga, dor de cabeça, hipertensão arterial, dor muscular, queda do desejo sexual, gripes de repetição, azia, excesso de peso etc. – são doenças cada vez mais presentes na vida das pessoas. Esses males da vida moderna agridem todas as camadas da população brasileira, todavia, com algumas particularidades, como veremos nas pesquisas apresentadas no Capítulo V.

Fustigados por um estilo de vida agressivo, que traz enormes prejuízos à saúde, sem tempo para buscar orientação médica – ou mesmo por desinformação –, muitas pessoas partem para a automedicação. Há quem se automedique de forma regular "orientados" por balconistas de farmácias, amigos, parentes ou curiosos. Não são poucos os indivíduos, inclusive com nível de ensino superior, que carregam consigo remédios para todos os males, desconhecendo a forma de agir, a interação medicamentosa e os efeitos do uso em longo prazo.

Muitos buscam nos medicamentos o estímulo à sexualidade, a melhora da concentração, a redução do cansaço, o aprimoramento de performances esportivas, o combate à depressão, a regularização do sono, a perda de excesso de peso, além de tratamento para gripes e dores generalizadas.

Os mais velhos, em busca da eterna juventude, utilizam substâncias "milagrosas", consideradas menos agressivas. Não é bem assim. Até mesmo alguns hormônios, como o de crescimento, produzem efeitos colaterais em longo prazo e podem até desenvolver doenças malignas. Quem utiliza indiscriminadamente este tipo de hormônio, que tem seu pico de produção pela hipófise na segunda década de vida, está correndo riscos. Muito cuidado: este tipo de hormônio tem indicação precisa.

À medida que o corpo envelhece, aumenta a possibilidade do desenvolvimento de câncer, uma vez que as defesas do organismo, a sua imunidade, diminuem. Quem utiliza o hormônio de crescimento com objetivo de controlar o envelhecimento não só desconhece os potenciais riscos envolvidos, como demonstra também que está mais preocupado com a aparência do que com a sua saúde.

É compreensível que as pessoas, de um modo geral, procurem retardar o envelhecimento, seja através de cirurgias, cujos resultados são normalmente satisfatórios, seja pelo uso de qualquer produto. Mas não existem milagres neste terreno. O melhor é respeitar os ritmos fisiológicos do corpo humano.

Muitos jovens, adoradores do próprio corpo, cada vez mais valorizado em nossa época, utilizam anabolizantes de forma irresponsável, muitas vezes orientados por "professores de ginástica" das academias que frequentam. Não têm noção dos efeitos colaterais sérios que estas substâncias acarretam ao corpo, como aumento da agressividade, da violência e atrofia de testículos nos homens.

O consumo de vitaminas também tem sido abusivo. É preocupante constatar que a maioria dos executivos utiliza simultaneamente vários tipos de vitaminas, mesmo tendo uma dieta que supre todas as suas necessidades. Por trás do uso exagerado desses componentes, existe um marketing fantástico, praticado pelas indústrias americanas com vendas anuais de US$ 15 bilhões. Falar em medicina ortomolecular no meio científico europeu é falar no vazio, simplesmente por não ser reconhecida, tal como no Brasil, atualmente.

Como foi demonstrado em "Caminhos da Emoção", o hipotálamo faz o elo entre o psíquico e as funções periféricas do corpo. O estresse, as emoções e o estilo de vida interferem nos ritmos das grandes funções hormonais e neurovegetativas. Um ritmo de vida desordenado é causa de doença orgânica ou psíquica.

Ora, existe um tempo para o crescimento e o aprendizado, um tempo para a sexualidade e a reprodução, um tempo para o trabalho e um outro para a aposentadoria e o repouso. Não se tumultua impunemente ritmos fisiológicos, inscritos nos genes humanos há milhares de anos.

Podemos, entretanto, envelhecer com qualidade de vida. É possível prevenir as doenças da modernidade, como, por exemplo, a obesidade, entre outras, através da adoção de um estilo de vida saudável e continuado, como veremos no Capítulo VI.

A necessidade de "se tratar" é motivada, na maioria das vezes, pelo surgimento de sintomas aparentemente benignos (dores, insônia, fadiga, tosse etc.), cujo desconforto não limita as atividades do cotidiano, pelo menos até se fazer uma eventual consulta médica, no caso de não haver melhora. Esse desconforto, embora subjetivo, demanda um certo conforto corretivo, que se procura alcançar através de um simples analgésico ou até de um antibiótico. Essa automedicação corresponde mais frequentemente a uma autoprescrição cega, deliberada, usual, por facilidade ou em resposta a uma ansiedade súbita, a partir do surgimento de um sintoma.

No Brasil, o mais comum é o indivíduo pedir ajuda ao balconista da farmácia, seja por falta de tempo, impaciência, comodidade, seja por não querer gastar com uma consulta médica. Esse comportamento é condicionado por uma publicidade à qual não se pode escapar. Incontrolável quanto a suas consequências, e mais apropriada a seduzir do que a convencer, está presente através da mídia de forma avassaladora em todos os espaços públicos e privados. Na Internet, encontram-se todos os tipos de medicamentos, um absurdo.

São inúmeros os riscos da automedicação. Trata-se de uma prática que costuma desrespeitar recomendações básicas de precaução, acondicionamento ou mesmo contraindicações que constam nos medicamentos. Isso sem falar dos riscos ligados à ausência do controle de posologias, da duração do tratamento, das interações medicamentosas, dos efeitos iatrogênicos, alérgicos ou de incompatibilidade, das datas de validade e outros. Não levam em conta os efeitos secundários da ação medicamentosa. No caso dos psicotrópicos, esses se manifestam, por exemplo, na inépcia para o trabalho ou na perda de atenção ao dirigir. Isso sem falar nos tranquilizantes, antidepressivos e neurolépticos que podem ser potencializados pelo álcool.

Enquanto os indivíduos em idade laborial se automedicam para enfrentar as doenças modernas, os mais idosos o fazem na ilusão de que, a partir do uso potencializado do medicamento, e acima da sua real necessidade, estarão melhorando suas condições físicas.

É bom não esquecer que, de um modo geral, todo medicamento tem efeitos colaterais que agem sobre o corpo inteiro. O uso de ácido acetilsalicílico (aspirina), por exemplo, pode acarretar uma alergia, uma gastrite ou uma hemorragia digestiva. O mesmo se passa com um anti-inflamatório. Um antibiótico pode não produzir o efeito desejado, gerar resistência e até provocar o desenvolvimento de fungos indesejáveis.

Embora as autoridades sanitárias que controlam os lançamentos de novos medicamentos estejam mais exigentes, algumas drogas que surgiram com grande impacto no meio médico, com indicações das mais abrangentes, prometendo melhoras sem gerar efeitos colaterais desagradáveis, acabaram sendo retiradas do mercado. Provocaram grandes prejuízos à saúde dos usuários e aos próprios laboratórios.

Segundo o IMS Health dos EUA, a evolução do mercado mundial de medicamentos (em dólares norte-americanos) passou dos 200 bilhões faturados em 1990 para 426 bilhões em 2002, com expectativa de ter faturado 520 bilhões em 2004.

De um lado as doenças modernas que aumentam seus percentuais agredindo os indivíduos em todos os cantos do mundo; de outro lado, os laboratórios farmacêuticos atentos às demandas cada vez maiores se lançam em uma corrida alucinante em busca de novas drogas. Drogas que têm lançamentos dignos de uma estrela de Hollywood, drogas que quando geram efeitos colaterais graves podem abalar um império farmacêutico, produzir prejuízos colossais como visto recentemente com a retirada de um anti-inflamatório conhecido do mercado. A queda das ações do laboratório na bolsa de valores americana gerou, em poucas horas, uma perda de 25 bilhões de dólares... e quantas mortes decorreram pelo uso inadequado? O que aconteceu com esse laboratório poderá acontecer com qualquer outro, os riscos são grandes e nenhuma droga está isenta de efeitos colaterais. Embora antes do lançamento para o mercado essas novidades sejam testadas maciçamente, nem mesmo os próprios laboratórios sabem o que ocorrerá com o uso em longo prazo. São milhares de indivíduos que consomem esses produtos-vedetes em vários cantos do mundo. Alguns laboratórios têm recebido avalanches de queixas e de pedidos de indenização (o que tem se transformado em uma outra indústria) em países desenvolvidos.

As pesquisas, claro, se concentram nas doenças modernas: depressão, diabetes, hipertensão arterial, colesterol elevado, alterações do desejo sexual, obesidade, tabagismo, câncer... doenças que mantêm íntima relação com o estresse crônico e com o estilo de vida adotado pelas sociedades modernas.

No mundo empresarial, a automedicação é generalizada, conforme demonstra nossa prática médica com executivos, vítimas de primeira hora do estresse crônico. É raro encontrar nas organizações executivos, homem ou mulher, que não façam uso regular de vitaminas, redutores de colesterol, anti-hipertensivos, anti-inflamatórios, ansiolíticos, analgésicos, antiácidos, tranquilizantes, moderadores de apetite ou substâncias indicadas para distúrbio da ereção. Muitas vezes, estes profissionais usam vários destes medicamentos simultaneamente para enfrentar o turbilhão do cotidiano. São indivíduos de todas as categorias profissionais, de todas as idades e de ambos os sexos. Os objetivos são vários: manter a performance, em estado de alerta, cheio de bem-estar e conforto psicológico... A "bengala química" tem seus riscos: o coração, o fígado e os rins podem pagar caro e a dependência se estabelecer.

Seja como for, todo e qualquer medicamento deve ser utilizado sob orientação e controle médico, com o máximo de cuidado e pelo menor tempo possível.

Coração

Um outro estudo publicado na Mayo Clinic Proceedings, dos EUA, confirma o elo entre o estresse crônico e o infarto do miocárdio. Conduzido pelo Instituto do Coração Mid-America, do Hospital St Luke's e a Universidade de Missouri, em Kansas City, o trabalho mostra como pessoas com personalidade agressiva, tensa, ansiosa e obsessiva por resultados têm propensão a desenvolver doenças cardiovasculares. Tais traços de personalidade ativam permanentemente, mesmo em condições banais, o sistema nervoso simpático responsável pelas reações rápidas do corpo face ao estresse e às situações perigosas.

Os cardiologistas que participaram do estudo estimam que 40% dos ataques cardíacos resultam diretamente do estresse. Outros fatores de risco também estimulam o sistema nervoso simpático, como depressão, diabetes, obesidade e hipertensão arterial.

As doenças cardiovasculares e cerebrovasculares decorrem da obstrução parcial total ou da ruptura da(s) artéria(s) que irriga(m) ou que leva(m) oxigênio para esses órgãos.

CÉREBRO
(VISTA INFERIOR)

Sistema de Irrigação

CORAÇÃO

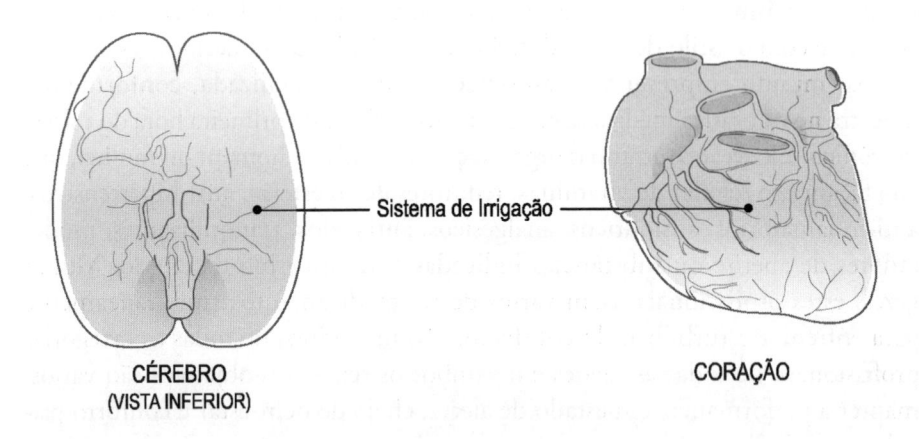

Figura 21

Já vimos em itens anteriores alguns fatores de risco que participam do desenvolvimento de doenças vasculares (sedentarismo, obesidade, diabetes, tabagismo) e suas relações com o estresse crônico. Desta feita – em função das ações do cortisol e da adrenalina nos vasos sanguíneos, no metabolismo das gorduras sanguíneas e do açúcar, no aumento da coagulação sanguínea, além da participação desses hormônios, também, na manutenção e no desenvolvimento da hipertensão arterial – sob nossa visão, o estresse crônico é o principal fator de risco para o desenvolvimento das doenças cérebro e cardiovasculares no homem moderno.

Os infartos do 11 de setembro consistem em um caso médico apresentado no Congresso da Associação Americana do Coração, em Orlando, Flórida, em 11 de novembro de 2003, pelo cardiologista Jianwei Feng, do Texas:

Nos 60 dias seguintes à destruição das torres gêmeas de Manhattan, no fatídico 11 de setembro de 2001, o Hospital Metodista do Brooklyn, localizado a sete quilômetros do local do atentado, registrou um aumento de 35% de incidência de infarto e de mais de 40% de alterações do ritmo cardíaco.

O estresse crônico provoca aumento de adrenalina e cortisol na circulação sanguínea, que se traduz, entre outros, por aumento do ritmo cardíaco, da pressão arterial e dos níveis de gordura no sangue – componentes importantes para provocar ataques cardíacos, em particular, em hipertensos, diabéticos e fumantes.

Em 11 de setembro, o cardiologista Feng estava de plantão no hospital nova-iorquino. No dia seguinte, recebeu no setor de emergência do hospital, um homem de 50 anos que se encontrava próximo das torres no momento do atentado. Ele se queixava de falta de ar e dores no peito: "Na hora, não senti nada de particular. Mas, ao ver o que se passou na televisão depois, os sintomas começaram."

Intrigado, o cardiologista iniciou um estudo sobre os efeitos do episódio na saúde das pessoas. Tomando por base os prontuários médicos de 452 pacientes atendidos pelo hospital nos dois meses que se seguiram ao atentado, o cardiologista confirmou a ligação do estresse com as doenças cardíacas.

As doenças vasculares cerebrais e cardíacas são graves, frequentes e ocorrem em função da agressão aos vasos sanguíneos que irrigam esses órgãos. Duas dessas enfermidades estão intimamente ligadas: a aterosclerose e a hipertensão arterial.

A aterosclerose é uma lesão das artérias. Consiste em um acúmulo lento, na parede interna desses vasos, de depósitos de diversos produtos (gordurosos, sanguíneos e calcificados) transportados pelo sangue, que formam placas e acarretam diversas consequências e complicações.

A primeira delas é a diminuição do calibre da artéria, pois, com o tempo, as placas aumentam em extensão e espessura. Esse fenômeno pode conduzir à obstrução completa do vaso, com morte do tecido, que deixa de ser oxigenado pela interrupção do fluxo sanguíneo local. O órgão comprometido sofre uma mutilação, mais ou menos severa, em função da extensão e do ponto da obstrução.

A segunda consequência é a perda da elasticidade da parede arterial (daí o termo esclerose), que é uma qualidade essencial para amortecer os choques repetidos da pulsação sobre essa parede e protegê-la do desgaste pelo uso constante. Com o endurecimento, aumenta a pressão sanguínea, fenômeno que acelera a deterioração da artéria e pode provocar ruptura da parede, com hemorragia grave. Pode ser mortal, quando ocorre no cérebro, o que é particularmente frequente.

A terceira consequência é a fragmentação das placas, que gera embolias à distância, com obstruções súbitas à passagem do sangue, especialmente no cérebro.

A aferição da pressão arterial é uma das técnicas mais simples utilizadas para examinar as artérias. Até mesmo crianças devem aferir regularmente a pressão arterial. Segundo dados da OMS, 3% das crianças são hipertensas.

O exame com doppler permite avaliar a velocidade da corrente sanguínea: quanto maior a velocidade, mais a artéria é rígida.

Através da ultrassonografia pode-se visualizar calcificações e espessamentos das paredes de algumas artérias. Utilizamos esse procedimento rotineiro para a análise, entre outras, das artérias carótidas que conduzem o sangue oxigenado para o cérebro.

Existem outras técnicas para o exame de artérias por imagens, alguns mais caros e também invasivos, com maior precisão e também maiores riscos ao paciente. O importante é o diagnóstico precoce da presença de placas de gordura no interior dos vasos. Assim, o tratamento poderá ter o máximo de eficácia.

A outra doença que agride os vasos sanguíneos é a hipertensão arterial que corresponde a uma pressão elevada do sangue nas artérias e se define por dois estágios:

– pressão máxima: corresponde ao momento em que o coração se contrai e impulsiona o sangue para as artérias;
– pressão mínima: corresponde ao momento em que o coração se relaxa e se enche de sangue proveniente do sistema circulatório.

A OMS estabeleceu uma classificação que permite definir a pressão normal e a hipertensão. Na prática a pressão arterial normal ótima se situa até 120 mmHg (para a pressão máxima) e abaixo de 80 mmHg (para a pressão mínima). Pouco acima desses valores o indivíduo é pré-hipertenso, isto é, 130 x 89, por exemplo. A partir de 140 x 90 pode-se falar em hipertensão arterial. Entre a zona de normalidade e a zona anormal há uma zona intermediária, dita "limite", onde o risco vascular é variável.

A pressão arterial varia em função da atividade física desenvolvida e da demanda emocional. Diante da reação de estresse (luta ou fuga) ou sempre que agentes estressores agirem sobre o emocional, haverá um aumento da pressão arterial. Nesse caso, a demanda energética pelo corpo aumentará para fazer face uma pulsação que poderá passar, por exemplo, de 70 para 160 batimentos por minuto. Os calibres dos vasos arteriais se contrairão. Como o volume de sangue circulante é constante, a pressão arterial se elevará.

Discutir com o sócio ou com o cônjuge pode aumentar sua pressão arterial, da mesma forma que desenvolver uma atividade física intensa. Segundo pesquisa recente, a raiva gerada por um conflito é nociva para o coração. A pressão arterial pode se elevar e também os batimentos cardíacos.

Potencialmente, a exposição ao estresse afeta a saúde cardiovascular bem mais do que as tensões não relacionadas ao emocional, como o consumo excessivo de álcool ou o excesso de peso corporal.

A pressão arterial pode subir apenas com a lembrança de uma situação que gerou raiva. Trata-se de uma emoção, portanto, que não deve ser ruminada. A emoção intensa aumenta o trabalho cardíaco e a necessidade de oxigênio, podendo provocar um infarto do miocárdio. Portanto, a raiva faz mal ao coração.

A hipertensão arterial, fator de risco importante para o desenvolvimento da doença arterial, acomete 25% da população adulta no Brasil. Como não apresenta sintomas, a maioria dos hipertensos não sabe que tem a doença.

As principais localizações das agressões arteriais e as doenças decorrentes – Todas as artérias podem ser agredidas pela aterosclerose, mas as mais frequentes e com complicações graves são as do cérebro e as do coração.

Quando as artérias do cérebro são atingidas, pode haver uma regressão lenta e insidiosa das faculdades mentais, leve ou grave (demência). Os fatores vasculares têm um papel muito importante na regressão relacionada à idade das faculdades mentais, como a provocada pela doença de Alzheimer. Em um estudo feito na Holanda, esses fatores respondem por mais de 50% dos casos.

Os acidentes vasculares cerebrais (AVC) nem sempre são transitórios e, não raro, trazem sequelas definitivas. Podem ser hemorrágicos, no caso da ruptura de uma artéria, ou isquêmicos, quando acarretam um infarto a partir da obstrução do vaso sanguíneo.

Sempre que as artérias do coração são agredidas, pode ocorrer uma angina do peito. Isso se deve à curta interrupção da irrigação sanguínea para o miocárdio, o que gera dor, sendo frequentemente o primeiro sinal de alarme da doença coronariana. Acarreta também infarto do miocárdio, que se caracteriza por desconforto no peito, às vezes dor e também pela existência de uma região da parede do coração que fica sem vida. Outras artérias podem ser agredidas pela aterosclerose, degradando as funções dos órgãos ou membros que venham irrigar.

As doenças coronarianas são hoje a principal causa de mortalidade nos países desenvolvidos, representando no Brasil 40% dos óbitos totais. Cerca de 17 milhões de óbitos anuais no mundo são decorrentes de doenças cardiovasculares, segundo a OMS, sendo 8,4 milhões de mulheres.

Há uma década, para cada dez infartos do miocárdio, nove ocorriam em homens e somente um em mulheres. Hoje, esta proporção aumentou de seis para um.

A Sociedade Brasileira de Cardiologia fala em epidemia de infartos em mulheres jovens. Hoje, é a primeira causa de mortalidade em mulheres, e a terceira por AVC. Nos EUA, morrem 500 mil mulheres por ano em consequência do infarto do miocárdio.

> VA, 42 anos, um filho, professora universitária, fumante, sedentária, excesso de peso corporal, em processo de separação conjugal.
>
> Noites maldormidas, tensa, e fazendo uso de drogas inibidoras do apetite – portanto, mais estímulo a seu metabolismo. Como toda fumante, tomava muito café.
>
> Cafeína, nicotina, anfetamina, além da adrenalina e do cortisol liberados em função do estresse, constituíam um coquetel perigoso para o organismo. As coronárias de VA não suportaram tantas agressões.

O desenvolvimento da doença coronariana está associado a vários fatores de risco que agem em sinergia para favorecer o desenvolvimento das lesões (estresse crônico, hipertensão arterial, diabetes, tabagismo, obesidade, sedentarismo etc.).

Falando em saúde, o fator de risco refere-se a uma característica genética em menores percentuais ou está ligada à dinâmica do meio, fundamentalmente o estilo de vida do indivíduo e permite avaliar a probabilidade de desenvolvimento de uma doença.

No caso das doenças cardiovasculares, com exceção da hereditariedade, os principais fatores de risco são passíveis de serem alterados. Referem-se àqueles sobre os quais a medicina preventiva pode atuar, como o estresse crônico, o tabagismo, a hipertensão arterial, o excesso de colesterol e triglicerídeos, o diabetes, o elevado peso corporal e o sedentarismo. No caso dos executivos, não consideramos como fatores de risco o sexo e a faixa etária, pois, como vimos, tem aumentado a incidência do infarto agudo do miocárdio em mulheres e em indivíduos de idade cada vez mais baixa.

Hoje é comum homens e mulheres infartarem entre 35 e 40 anos, o que demonstra que, entre os fatores de risco cardiovascular, o estilo de vida pesa mais do que o sexo ou a idade. Isolados ou associados, os fatores de risco participam do desenvolvimento de doenças vasculares.

O estresse crônico foi citado anteriormente como cenário das doenças da modernidade e principal fator de risco para o coração, assim como sua relação para o desenvolvimento de doenças do cérebro e cardiovasculares. Estas, por sua vez, têm como grande fator de risco as alterações das gorduras sanguíneas, isto é, os níveis elevados de colesterol e triglicerídeos.

O colesterol é uma gordura veiculada no sangue através de pequenas partículas chamadas "lipoproteínas". Entretanto, se a taxa de colesterol no sangue for elevada, pode obstruir as paredes das artérias, contribuindo para aumentar o risco de aterosclerose. A elevação da taxa de colesterol não apresenta sintomas evidentes e, ao contrário do que muita gente pensa, não faz distinção entre sexo e faixa etária. Pode ocorrer entre homens, mulheres, idosos, adolescentes e até mesmo crianças.

Existem, todavia, diferentes tipos de lipoproteínas. Algumas são fatores de risco para a doença arterial e outras benéficas. Normalmente, avalia-se a taxa de colesterol total, como também as taxas de diferentes tipos de lipoproteínas para determinar se existe risco para o desenvolvimento da doença. Importante é conhecer a relação entre o HDL-colesterol e o LDL-colesterol.

O LDL-colesterol transporta o colesterol para todas as células. Pode se depositar na parede da artéria e formar placas gordurosas. É desejável que o indivíduo tenha uma taxa baixa de LDL-colesterol no sangue, conhecido como o "mau colesterol".

O HDL-colesterol retira o colesterol das células, evitando o depósito de gorduras nas paredes das artérias levando-as de volta para o fígado. Quanto maior a concentração de HDL-colesterol na circulação, menor a possibilidade da formação de placas. O HDL-colesterol é, por essa razão, chamado de "bom colesterol".

Os níveis desejáveis de colesterol total situam-se em 200 mg/dl, enquanto que os de HDL-colesterol devem ficar acima de 35 mg/dl. Já os de LDL-colesterol devem se situar abaixo de 130 mg/dl.

Ao formar placas gordurosas, limitando a passagem do sangue e sobrecarregando o bom funcionamento do coração, o colesterol excessivo passa a ser uma ameaça às artérias, que devem estar limpas para ter performance eficaz. Para fornecer energia e oxigenar o corpo humano, o coração bate aproximadamente 100 mil vezes e bombeia quase 8 mil litros de sangue por dia com o apoio de uma rede vascular incrível. São percorridos quase 100 mil quilômetros de vasos sanguíneos.

As artérias nutrem os órgãos e as veias garantem o retorno do sangue, que novamente oxigena os pulmões e é redistribuído pelo corpo.

Indispensável à vida, por fazer as paredes das células do corpo participarem da constituição dos hormônios, o colesterol é suprido em dois terços do que precisamos pelo fígado; o restante é proveniente da alimentação. Isso significa que a taxa sanguínea de colesterol é relativamente pouco variável.

Na década de 1950, nos EUA, todos os habitantes de uma determinada cidade participaram durante anos de um estudo que permitiu reunir informações importantes sobre o colesterol. Concluiu-se, por exemplo, que homens obesos e fumantes, todos com taxa elevada de colesterol, apresentavam alto risco cardíaco.

Outros indivíduos pesquisados, todos com altas taxas de colesterol, não estavam vulneráveis ao risco cardíaco e, da mesma forma, os que apresentavam taxas dentro dos limites de normalidade não estavam necessariamente protegidos.

Conclusão: a reação de cada organismo depende do tipo de gorduras absorvidas e da herança genética.

As lipoproteínas de baixa densidade (LDL-colesterol) são encontradas nas gorduras saturadas (carnes vermelhas, frituras, leite integral e derivados, fast-food, margarinas sólidas etc.) e as lipoproteínas de alta densidade (HDL-colesterol) nos óleos vegetais insaturados que consumimos (azeite de oliva, castanhas, peixes de água fria, como bacalhau e atum etc.).

Os japoneses têm menos doenças coronarianas que os ocidentais porque consomem menos gordura e, quando consomem, são insaturadas. A atividade física aumenta a taxa de colesterol "bom" e o tabagismo aumenta a do "mau". Indivíduos estressados crônicos que estimulam permanentemente o eixo hipotálamo-hipófise-suprarrenal, isto é, com elevadas taxas circulantes de adrenalina e cortisol, normalmente apresentam altas taxas do "mau colesterol".

Juntamente com o colesterol, os triglicerídeos são uma das principais gorduras do corpo. O excesso de triglicerídeos no sangue também é um risco para a integridade das artérias, pois atuam na formação das placas de aterosclerose. Indivíduos estressados crônicos, com prolongada exposição à adrenalina e cortisol, são propensos a acumular gorduras no sangue.

Os triglicerídeos elevados contribuem para reduzir a taxa do bom colesterol sanguíneo. Normalmente o seu aumento está relacionado com excesso de peso, consumo de álcool e alterações do metabolismo da glicose (diabetes). Recomenda-se, neste caso, uma dieta pobre em carboidratos, com a drástica redução de cerveja, açucarados, pães, biscoitos, batata frita, arroz, álcool etc., todos responsáveis pela rápida elevação do nível de açúcar no sangue. Os níveis desejáveis de triglicerídeos sanguíneos devem se situar em até 200 mg/dl.

Existe um novo inimigo silencioso: a Síndrome Metabólica.

– A mortalidade cardiovascular não cede!
– 17 milhões de mortes por ano no mundo.
– Mais da metade são óbitos femininos.
– 40% do total dos óbitos nos grandes centros são decorrentes de doenças cardio e cerebrovasculares.

O pano de fundo das doenças cardiovasculares são o estresse crônico, além de tabagismo, sedentarismo, diabetes, obesidade, gorduras sanguíneas elevadas, hipertensão arterial e histórico familiar. Mas, na Síndrome Metabólica, o fator de risco será diagnosticado levando-se em consideração a presença simultânea de três dos critérios abaixo relacionados.

– Circunferência abdominal: > 102 cm (homens) ou 88 cm (mulheres).
– Triglicerídeos: > 150 mg/dl.
– HDL-colesterol: < 40 mg/dl (homens) e 50 mg/dl (mulheres).
– Pressão arterial: > 130 mmHg (máxima) e 85 mmHg (mínima).
– Glicose no sangue: 110-125 mg/dl em jejum.

Síndrome Metabólica ≥ 3 dos critérios acima – Assim, em vez de diagnosticar e procurar corrigir isoladamente cada fator de risco, a conduta passa a ser multidisciplinar. Considerando o estilo de vida adotado no mundo moderno e tendo o estresse crônico como pano de fundo, a estimativa é que ocorra um verdadeiro *boom* de Síndrome Metabólica; estima-se que até 2010 acometerá 25% da população americana. Nos indivíduos com mais de 50 anos, essa proporção seria ainda maior: 40% de americanos e 30% de europeus.

Os oito algozes do coração:

1 - estresse crônico;
2 - hipertensão arterial;
3 - gorduras sanguíneas elevadas;
4 - diabetes;
5 - tabagismo;
6 - obesidade;
7 - sedentarismo;
8 - histórico familiar (o único imutável).

Conhecer melhor os fatores de risco que desenvolvem as doenças cérebro e cardiovasculares é uma das boas maneiras de combatê-las. Vivemos em uma sociedade depressiva. Sem pedir licença, emoções negativas se instalam em nossas vidas, provocando nossos circuitos nervosos e endócrinos. As respostas do corpo são perigosas: o excesso de adrenalina e cortisol na circulação sanguínea, sob prisma cardiovascular, pode ser a primeira causa de mortalidade no mundo.

Com a exceção dos de baixa renda, vivemos em um mundo de facilidades, em que a tecnologia e os bens da sociedade de consumo estão cada vez mais acessíveis a um número maior de pessoas. A expectativa de vida aumenta, mas, paradoxalmente, a qualidade cai. As doenças modernas não param de crescer.

As mulheres têm sido as novas vítimas neste mundo de contradições. E vêm sendo atingidas no coração. Conquistaram espaço e responsabilidades importantes no cenário profissional, mas infelizmente adquiriram um estilo de vida semelhante ao do homem. Nos EUA, as doenças cardiovasculares matam 1.400 mulheres por dia, entre as quais um número crescente de jovens.

Segundo o IBGE, 35% dos lares brasileiros são chefiados por mulheres. São emancipadas, trabalham, viajam, muitas têm MBA no exterior, bebem regularmente e fumam mais do que os homens (45% das executivas contra 35% dos executivos). A grande maioria faz uso de anticoncepcionais, o que aumenta a possibilidade do desenvolvimento de coágulos sanguíneos.

Entre as mulheres, o sedentarismo é grande e a alimentação, desequilibrada. Aquelas com alguns quilos a mais lançam mão de medicamentos para moderar o apetite, em busca de um corpo mais esbelto. Dormem pouco ou mal e consomem muita cafeína que, combinada com a nicotina e altos níveis de adrenalina e cortisol no sangue, gera sensível redução dos calibres das artérias, o que facilita a fixação das placas gordurosas nos vasos.

Segundo a OMS, a mortalidade entre as mulheres provocada por infarto e por acidente vascular cerebral é duas vezes mais elevada do que por todos os tipos de câncer somados.

Em tese as mulheres estariam relativamente protegidas, neste particular, pelas ações dos hormônios sexuais femininos até a menopausa. Nossa prática médica revela o contrário: o estilo de vida e outras agressões do meio as tornam mais expostas às doenças cardiovasculares, minimizando a ação hormonal protetora. Ora, nos grandes centros urbanos, chegam aos milhares os infartos em mulheres jovens (entre 35 e 40 anos, antes, portanto, da menopausa). Felizmente, a medicina moderna já disponibilizou às mulheres exames que permitem uma prevenção bastante ampla e segura.

Há dez anos, a mulher praticava como prevenção o exame do colo uterino e das mamas. Hoje, apesar da presença de fatores de risco em profusão, a prevenção não deve ser somente primária, isto é, quando a doença ainda não surgiu. Deve ser também secundária, isto é, realizada mesmo com a doença manifesta, de forma a procurar regredi-la, impedir o seu agravamento ou evitar uma recidiva. Assim, são essenciais aos exames rotineiros como aferição da pressão arterial, eletrocardiograma em repouso, teste de esforço e ecocardiograma, complementados por análises laboratoriais que demonstram as taxas de colesterol total, LDL, HDL, triglicerídeos, homocisteína e proteína C-reativa.

Da mesma forma que o colesterol, o nível elevado de homocisteína no sangue aumenta a probabilidade de se desenvolver doenças coronarianas. Aminoácido encontrado nos alimentos, a homocisteína é essencial para o funcionamento do corpo e contribui também para a formação de depósitos de gorduras nas paredes dos vasos sanguíneos, aumentando sua rigidez e dando origem à chamada aterosclerose. É transportada no sangue pelo LDL-colesterol.

A proteína C-reativa é, também, um marcador de risco de doença vascular que aumenta diante de qualquer processo inflamatório e deve ser pesquisado em ações preventivas para todos os portadores de fatores de risco para doenças coronarianas. De forma usual, a partir do exame clínico e do conhecimento do histórico familiar do examinado, seus hábitos de vida e seus níveis de estresse no cotidiano, é possível ter um razoável perfil cardiológico do paciente. Eventualmente, outros exames mais complexos e às vezes invasivos poderão ser necessários.

Registros gráficos cardiológicos mais usuais são:

– eletrocardiograma de repouso: é um exame que permite ao clínico identificar uma alteração do ritmo cardíaco em repouso. Muito utilizado também para o acompanhamento da cicatrização do miocárdio após um infarto. Não é um exame preventivo, e sim de diagnóstico;
– ecocardiograma: preventivo, utiliza ultrassom, que se reflete nas estruturas do coração, para avaliar as características funcionais (seu dinamismo) e estruturas do miocárdio (anatomia das câmaras e valvas, tamanho dos vasos, espessura da parede). Pode diagnosticar, por exemplo, um sopro cardíaco ou uma doença do músculo do coração;
– teste de esforço: acentua as alterações eventuais que não são observadas durante o repouso. Por exemplo, obstrução de artéria coronariana ou elevação desproporcional da pressão arterial. Preventivo.

Os conceitos alma, espírito e mente são, com frequência, compreendidos; a alma é o conjunto das emoções que nos estimulam e que se demonstram sob a forma de sentimentos (essa definição não é comparável à de certas culturas onde a alma é considerada como a parte eterna do indivíduo, às vezes chamada de espírito). A mente é o conjunto de processos intelectuais responsáveis pelo pensamento e pela verbalização. O espírito seria então a reunião ou a expressão harmoniosa do corpo, das emoções e do intelecto (corpo-alma-mente).

Desde a Antiguidade o coração é o símbolo das emoções. Os egípcios o enxergavam como o centro da inteligência. Os indianos o veem como a sede da vida afetiva. O cristianismo introduziu uma nova dimensão para o coração: a da caridade e da bondade. Seu grafismo atual, estilizado e padronizado, viabiliza a venda de produtos de consumo e estimula as pessoas a gostar de lugares. A publicidade se utiliza muito do símbolo para atingir as pessoas. Talvez porque busque na imagem romântica uma maneira de fazê-las sonhar e afastá-las, momentaneamente, de um mundo cada vez mais duro, competitivo e desleal, onde vigora a falta de ética, as frustrações profissionais e as "puxadas de tapete". E, em plano maior, por exclusões sociais enormes, aumento da violência urbana, instabilidade política e econômica, bolsões de miséria por todo o lado, crescimento do terrorismo internacional, guerras... tudo sob o manto da globalização.

Nesse ambiente, dançando na corda tensa da vida, sustentada, de um lado, por um estilo de vida competitivo, obsessivo por resultados e por hábitos insalubres, por outro, pela globalização, o coração do executivo é equilibrista.

Pesquisa realizada em nossas clínicas (que será apresentada no Capítulo V), com base nos exames preventivos realizados com mais de 25 mil executivos, homens e mulheres, nos últimos 14 anos, constatou-se o aumento dos percentuais de fatores de risco para o desenvolvimento de doenças coronarianas: estresse crônico, excesso de peso corporal, hipertensão arterial, alterações das gorduras sanguíneas, sedentarismo, tabagismo, diabetes e histórico familiar nessa população.

Esse estudo permite conferir ao estresse crônico o status de inimigo número um do homem globalizado e confirma estudos feitos em países desenvolvidos mostrando que as doenças cardiovasculares são a causa número um das internações hospitalares e das mortes súbitas.

Quanto maior o número de fatores de risco diagnosticado em um indivíduo, maior é a possibilidade de desenvolvimento de uma doença coronariana. Nossa pesquisa registrou que 72% dos executivos apresentavam simultaneamente vários desses fatores, e 8% dos examinados já tinham infartado e 3% desenvolveram arritmias cardíacas graves.

Ressalte-se que 60% dos pacientes que apresentaram esses fatores de risco têm entre 40 e 49 anos. Portanto, não surpreende a constatação de que as doenças cardiovasculares estão se desenvolvendo junto a uma população cada vez mais jovem.

Da mesma forma que o músculo cardíaco necessita de oxigênio e demais elementos para funcionar a contento, seu sistema elétrico precisa trabalhar com eficácia para manter regulado o ritmo das contrações cardíacas. A frequência cardíaca média de um adulto é de 70 a 80 batimentos por minuto. A cada contração o coração ejeta para o corpo um volume aproximado de 60 cm^3 de sangue.

Para tal, o coração possui também um sistema nervoso autônomo em relação ao resto do organismo, uma corrente elétrica de contração que nasce em um ponto chamado nódulo sinusal (o marca-passo cardíaco).

Assim, uma parte das células do coração se autoestimula para provocar o início de uma corrente elétrica, que se estende aos átrios (aurículas), ativa um outro nódulo, o nódulo átrio-ventricular e se propaga, através de um feixe nervoso, ao redor dos ventrículos, provocando então as contrações e a ejeção do sangue.

Esse sistema nervoso autônomo de estimulação do coração pode ser influenciado por intermédio de hormônios, como a adrenalina, o que aumenta sua frequência e força de contração. Outros estímulos provenientes do sistema nervoso parassimpático, por intermédio de outro neurotransmissor, a acetilcolina, contrariamente, exercem uma influência moderadora no "trabalho" do coração, reduzindo o ritmo e a frequência da contração.

Estimulado pelos hormônios gerados pelo estresse – em função de uma contrariedade ou para lutar ou fugir de um agente estressor – o coração aumenta o seu ritmo para suprir o corpo de mais oxigênio e energia. É a taquicardia. O mesmo ocorre diante de um quadro de ansiedade ou de grande emoção, cada vez mais presentes nas sociedades modernas.

Do mito à publicidade

Para Claude Lévi-Strauss, o mito tem três funções: designar, explicar e justificar. O estresse tornou-se um dos mitos dos tempos modernos, pois designa um mal da sociedade contemporânea; explica as mais diversas enfermidades, cujas causas nem sempre são de fácil diagnóstico; e justifica o absenteísmo-doença, cada vez mais incidente nas empresas. Logo, não surpreende que a publicidade tenha se servido do mito para vender seus produtos salvadores e suas pílulas de felicidade. Tais mensagens encontram ressonância em pessoas mais suscetíveis, como Carmen Lúcia.

Os publicitários estão atentos aos anseios da sociedade. Rapidamente, é preciso responder à menor necessidade, antecipá-la ou mesmo provocá-la.

> "Carmen Lúcia toma todos os cuidados para não sucumbir às tensões do dia a dia. Todas as manhãs ingere um complexo vitamínico 'energizante' e 'antiestresse'. Em seguida, antes de se maquiar, passa no rosto uma base cremosa que protege a pele contra 'a poluição e o estresse que agridem seu rosto durante o dia'.
> Ao entrar no táxi que a leva para o trabalho, coloca seu *head phone* e, sobre um fundo sonoro de ondas do mar, ouve mensagens subliminares repetindo que ela está calma e que seu dia será maravilhoso.
> Ao chegar no trabalho, senta-se na cadeira ergonômica, indicada contra as lombalgias e tensões. Atende o telefonema de uma amiga e combina a visita, no fim de semana, a um recém-inaugurado restaurante na Barra da Tijuca, cujo grande apelo é o 'antídoto do estresse'.
> Na hora do almoço, aproveita para se informar na agência de turismo sobre um 'pacote de fim de semana antiestresse', obviamente associado a relaxamento, oferecido por spas em regiões serranas ou à beira-mar.
> A tarde lhe parece particularmente longa. Carmen Lúcia decide que, após o trabalho, olhará as liquidações do shopping center do bairro. Na butique de sua preferência fica sabendo que ainda não havia chegado a blusa de tecido feito com fibras antiestresse. Entra na livraria ao lado e compra o último lançamento de autoajuda, de um autor hindu, recomendado por sua vizinha.
> Finalmente, resolve voltar para casa. Prepara o banho com sais relaxantes e assiste à sua novela preferida.
> São 23:00. Esgotada por um dia repleto de energias positivas, Carmen Lúcia toma um tranquilizante, deita-se no seu colchão de água morna e adormece."

Qualquer tendência captada no ar é utilizada como produto de venda. Por essa razão, o estresse vira insumo de primeira hora de avassaladoras campanhas publicitárias. A publicidade não se contenta em utilizá-lo como argumento de venda. Contribui ativamente para alimentá-lo.

A publicidade é a mídia eficiente para sugerir modelos ideais de como a vida deveria ser, do que gostaríamos de ter e como gostaríamos de viver – e nos deixar acreditar que são acessíveis e mesmo viáveis. Nesta visão, o estresse é ao mesmo tempo problema e solução: a publicidade vive do antiestresse e, ao mesmo tempo, produz estresse. Essa ambiguidade, que se encontra em outros campos da sociedade como na vida profissional, é a origem da dificuldade de todo discurso sobre o estresse.

O estresse surge do *gap* entre a realidade e a ideia de como gostaríamos que fosse o mundo. Ou seja, as agressões da vida moderna são estressantes porque consideramos que não deveriam existir. Desde que as julguemos normais, tornam-se menos estressantes. Este é o terreno onde a publicidade viceja.

Quando nos referimos ao estresse, falamos do estresse crônico, constante, que é classificado pela OMS como doença, tendo seu código próprio na Classificação Internacional de Doenças, que mata cada vez mais nos países desenvolvidos. E os hormônios produzidos pelo estresse crônico geram manifestações importantes em nosso corpo, como relatados.

IV - O ESTRESSE NO TRABALHO

O estresse custa caro às empresas

O estresse crônico é frequentemente descrito como o mal do século XX, sobretudo no trabalho. Elaborado pelo conjunto de contrariedades a que somos submetidos cada dia, está, como vimos, na origem da maioria das doenças. A corrida para maior produtividade custa caro: o estresse é o grande vencedor e as doenças se multiplicam.

Acidente vascular cerebral para Paula, diretora de banco; infarto do miocárdio para Ricardo, diretor de multinacional da área de serviço; depressão para Teresa, diretora de relações externas de empresa de refrigerante... São apenas alguns exemplos, pegos ao acaso, entre numerosas vítimas do estresse no trabalho.

Com suas exigências de competitividade, as empresas são hoje verdadeiras fábricas de estresse. Seus dirigentes são submetidos a uma pressão intolerável por parte dos Conselhos de Administração, que se reflete em todos os níveis hierárquicos. Muitos se queixam de estresse pesado, que paralisa a iniciativa, faz perder os sentidos e conduz à depressão. As condições de trabalho atuais provocarão uma explosão de doenças incapacitantes no campo físico e emocional dos indivíduos.

Recente pesquisa da Organização Internacional do Trabalho (OIT), com sede em Genebra, é mais alarmista: na União Européia, o custo dos problemas de saúde mental relacionados ao trabalho supera 3% do PIB. Na Inglaterra, três em cada dez funcionários são vítimas das "exigências de produtividade", ao custo de 10% do PIB. Na Alemanha, 7% das aposentadorias precoces são provocadas por depressões. Nos EUA o estresse custa às empresas US$ 200 bilhões por ano, em função do absenteísmo, da perda de produtividade, de internações hospitalares, de indenizações de seguros e de despesas judiciais. Não resta dúvida: o estresse custa caro à economia – razão pela qual 80% das empresas americanas desenvolvem programas de promoção para saúde de seus colaboradores, com o considerável retorno de US$ 4 para cada dólar investido.

Várias empresas nacionais desenvolvem programas de promoção à saúde para combater o mal. Os sintomas? Aparecem de todas as formas. É o esgotamento do diretor de informática, "esmagado pelo trabalho", visitando clientes, viajando constantemente, sem horários para comer ou dormir. São crises repetitivas de psoríase vividas por uma gerente de auditoria. É a incapacidade da diretora de marketing para apresentar o planejamento de campanha do novo produto de limpeza de seu cliente. São depressões em cadeia, crises de ansiedade que atingem todas as profissões.

São cada vez maiores as exigências por busca de produtividade. No meio privado, no meio público e nas profissões liberais, em todos os níveis hierárquicos, enfrenta-se o desafio permanente "do cada vez mais rápido", "do cada vez mais competitivo". A carga de trabalho não pára de aumentar e, segundo algumas pesquisas, 60% dos executivos a julgam excessiva. As empresas oferecem "generosamente" *laptops* a seus funcionários. "O sol nunca se põe para meu presidente", ironiza um executivo de mineradora nacional, para quem durante a noite os e-mails vindos do Japão chegam em cascatas. "Alguns de meus correspondentes necessitam de respostas rápidas, por isso me levanto às três da madrugada para respondê-los."

MODELO TEÓRICO DO ESTRESSE PROFISSIONAL

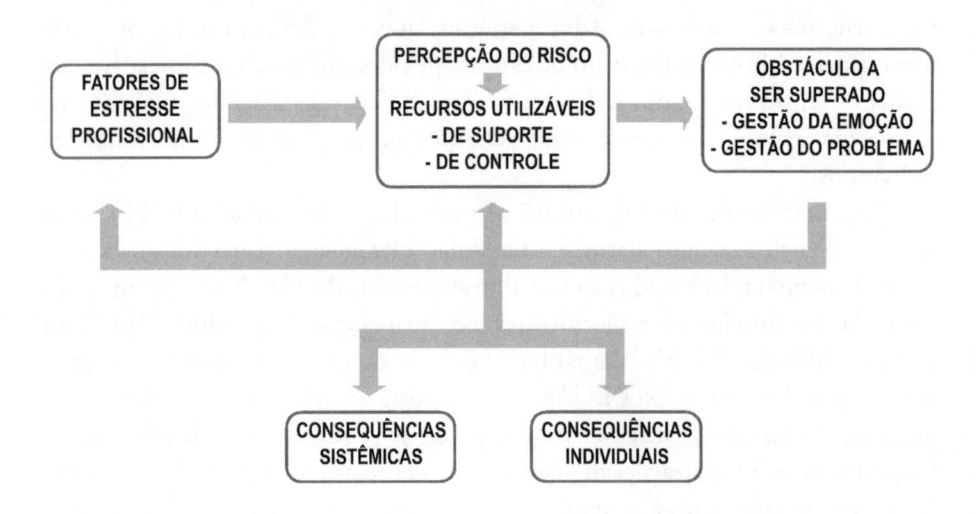

```
┌──────────────┐     ┌─────────────────────┐     ┌──────────────────┐
│ FATORES DE   │     │ PERCEPÇÃO DO RISCO  │     │ OBSTÁCULO A      │
│ ESTRESSE     │ ──▶ │                     │ ──▶ │ SER SUPERADO     │
│ PROFISSIONAL │     │ RECURSOS UTILIZÁVEIS│     │ - GESTÃO DA EMOÇÃO│
│              │     │ - DE SUPORTE        │     │ - GESTÃO DO PROBLEMA│
│              │     │ - DE CONTROLE       │     │                  │
└──────────────┘     └─────────────────────┘     └──────────────────┘

              ┌──────────────────┐   ┌──────────────────┐
              │ CONSEQUÊNCIAS    │   │ CONSEQUÊNCIAS    │
              │ SISTÊMICAS       │   │ INDIVIDUAIS      │
              └──────────────────┘   └──────────────────┘
```

Hoje, os executivos estão sendo tratados como se fossem verdadeiros campeões esportivos: além de polivalentes, é necessário ser policompetentes. Assim que atingem um objetivo, rapidamente outros mais difíceis aparecem. É um estresse sem fim. Muita adrenalina e cortisol circulam permanentemente no sangue destes profissionais.

Os fatores de estresse profissional induzem a uma percepção de risco. O diretor de vendas a quem se dá objetivos difíceis de serem atingidos se preocupa com a incapacidade de realizá-los e com as consequências do insucesso. Primeiramente, perderia o prêmio previamente acordado, o que lhe causaria problemas financeiros e talvez familiares; em segundo lugar, seria considerado na empresa como ineficiente, o que aos poucos colocaria seu emprego sob ameaça.

Diante desta percepção de risco, analisemos as fontes de que dispomos. Elas são de dois tipos. De um lado o controle que pensamos ter da situação. No caso de nosso diretor, considere-se que tem uma boa técnica comercial e que possui uma boa rede de clientes. Ele sabe que já conseguiu superar desafios desse tipo. Seu controle interno é bom e o apoio que recebe também. Nosso diretor trabalha com uma secretária muito eficiente que o auxilia a organizar compromissos e lhe garante uma cobertura contra problemas de última hora. Além disso, ele é também assessorado por alguns gerentes.

A rede de apoio citada no exemplo acima corresponde à percepção de controle e de suporte de que dispomos. Graças a esses recursos enfrentamos o problema gerando emoção de um lado e buscando soluções de outro.

A capacidade de lidar com a emoção é muito útil em todas as situações nas quais não se tem solução pessoal para resolver o problema. Por exemplo, quando meu computador trava, informo o responsável pela informática ou tento conseguir outro equipamento – logo, devo apenas gerenciar a emoção produzida por esse problema técnico. Quando o elevador demora a chegar, posso apenas controlar minha impaciência. Em contrapartida, em muitas situações de estresse profissional, tenho que achar soluções efetivas e, nesse caso, permanecer concentrado na emoção pode ser contraproducente. A partir de então o meu desafio é ultrapassar a emoção para encontrar os bons planos de ação nessa situação.

Nas situações em que a ação é possível, permanecer concentrado na emoção é muitas vezes eficaz em curto prazo. Por exemplo, vou discutir longamente com meus colegas para dizer a que ponto esse chefe é injusto, o que vai me acalmar por um momento e talvez me permita dormir melhor à noite. Mas, por outro lado, não fiz nada para resolver a situação e posteriormente vou pagar pelas consequências. Acalmar as emoções em curto prazo é frequentemente possível, evitando, por exemplo, situações de desgaste emocional, mas em médio prazo pode ser ineficaz. Se falar em público o estressa, você pode evitar fazê-lo, mas, quando for obrigado a tal ação, sua emoção será muito forte e sua eficácia talvez mediana.

É importante distinguir as consequências do estresse profissional em individuais e sistêmicas. As primeiras são aquelas de que falamos anteriormente: o estresse produz efeitos fisiológicos, psicológicos e comportamentais. As segundas dizem respeito à empresa e a seu funcionamento. Um diretor estressado não dedicará um tempo para escutar seus colaboradores e poderá tomar decisões ruins. Uma secretária na mesma situação será induzida a cometer erros de falta de atenção que podem custar caro à empresa. O estresse em uma equipe pode degradar o ambiente e fazer com que os melhores profissionais procurem trabalho em outra empresa.

As consequências sistêmicas para a eficácia da empresa são as que dimensionam o estresse não apenas como uma questão de saúde individual, mas também um problema econômico.

Quem está estressado na empresa?

Há muitos anos avaliamos os níveis de estresse em grandes empresas nacionais e internacionais. Os resultados globais mostram que esta doença atinge 24% da população, quase um quarto dos empregados. O estresse não vem unicamente do trabalho, é uma mistura de fatores entre vida pessoal e vida profissional. Mas, qualquer que seja sua origem, os colaboradores estressados são menos eficientes e têm a saúde em risco. Pode-se mostrar, notadamente, que a população analisada tinha riscos consideráveis de desenvolver outros problemas de saúde.

Estudos desenvolvidos no Brasil demonstram que 70% dos executivos convivem com altos níveis de estresse no campo profissional.

As mulheres são mais estressadas que os homens – Quando se depura a pesquisa percebe-se que 34% das mulheres convivem com altos níveis de estresse, e que somente 20% dos homens sofrem do problema. O que explica esta diferença? Não há unanimidade entre os especialistas e estudiosos do assunto. Alguns tendem para a explicação psicossociológica (a mulher tem dupla e às vezes tripla jornada de trabalho), outros recorrem a razões de ordem hormonal, ou mesmo genética.

Os mais velhos são mais estressados que os mais jovens – Não surpreende que o número de colaboradores estressados aumente com a idade. O estresse reflete o custo de adaptação, ou seja, o esforço despendido para enfrentar todos os eventos do cotidiano. O fato é que quanto mais envelhecemos, mais temos dificuldades de nos adaptar. A boa notícia é que, neste caso, é possível conquistar a adaptabilidade ou flexibilidade, desde que haja o esforço para tal. Assim, o custo do estresse no processo de envelhecimento será menor e mais administrável.

Os diretores são menos estressados que os gerentes e funcionários – O estresse dentro das organizações é mais elevado entre os trabalhadores subalternos do que entre os seus dirigentes. Quanto mais subalternos, mais estressados são os colaboradores. A explicação está, provavelmente, ligada à baixa capacidade de controle e de antecipações, condições essenciais para se regular o estresse. Ou seja, somos menos estressados, sempre que conseguimos antecipar os fatos e agir sobre eles. E, evidentemente, quanto mais subimos na escala hierárquica, mais ganhamos a capacidade de controlar, antecipar e agir sobre os eventos que aumentam os níveis de estresse; e o inverso também é verdadeiro.

Nos estudos desenvolvidos no Brasil, observa-se níveis de estresse muito elevados nos executivos conforme demonstrado no Capítulo V.

ANÁLISE DAS POPULAÇÕES SENSÍVEIS

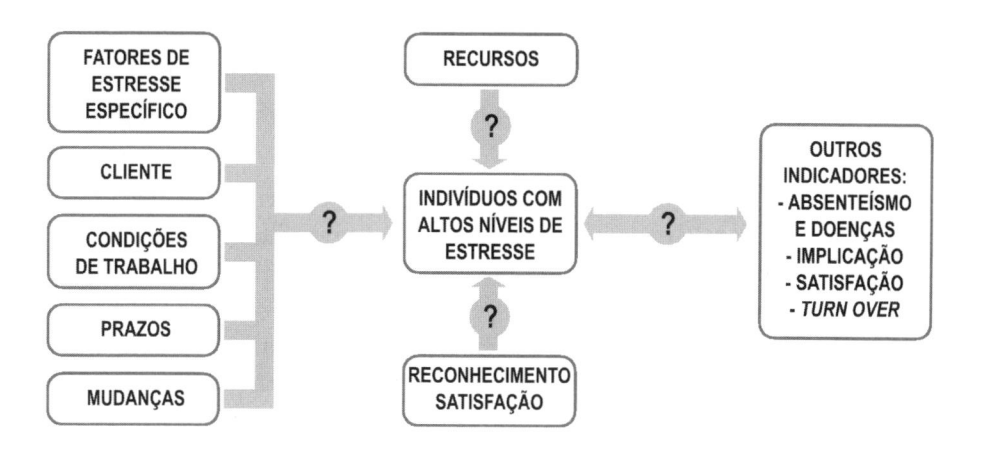

Cada empresa produz sua própria categoria de estressados

A cultura da empresa, sua história, crenças e, sobretudo, o sistema de gerência induzem a um estresse específico para determinadas categorias de funcionários. Por exemplo, se uma organização de forte cultura técnica, dirigida por engenheiros, conclui que precisa ser mais agressiva comercialmente e decide transferir uma parte de seus técnicos para a área de vendas, o fará à custa de muito estresse coletivo. São casos em que o gerenciamento da crise é determinante. Quanto mais o gerente utilizar o medo para motivar seus colaboradores, mais eles ficarão estressados, e ao final de um certo tempo menos eficazes. Sem contar que, assim que tiverem oportunidade de mudar de emprego, não hesitarão. À empresa restará o consolo da fidelidade duvidosa dos que não conseguem trabalho em outro lugar, o que quer dizer, frequentemente, os piores.

Como se manifesta o estresse na empresa

A tarefa de procurar sinais de estresse numa empresa começa pela observação atenta dos seus colaboradores. Se estiverem sempre apressados, agressivos ou isolados certamente a empresa está estressada. Como os agentes estressores (as condições de trabalho) são vividos diferentemente por cada indivíduo ou por cada grupo, os indicadores mais confiáveis são conseqüentemente o comportamento (diferenciado) dos funcionários.

Os sintomas do estresse nas organizações são, muitas vezes, simultâneos e se constituem em bons indicadores do modo pelo qual a doença se manifesta no campo profissional.

A pressa – É quando todos correm em todas as direções, passando de uma urgência a outra sem tempo de concluir corretamente o trabalho iniciado. A pressa revela que os empregados administram mal o tempo: trabalham constantemente em regime de urgência, sufocados pela quantidade de tarefas.

Ora, a pressa está longe de ser benéfica para a empresa. Ela diminui a eficiência dos colaboradores. Por terem que fazer muitas coisas ao mesmo tempo – e depressa demais – muitas vezes eles se limitam a executar movimentos contraproducentes. Além disso, essa obsessão pelo curto prazo impede de observar a própria atividade com algum distanciamento. Não permite se antecipar nem refletir sobre ela. A pressa também induz a uma ineficiência no trabalho em equipe. Isso se traduz em tensões entre os colaboradores, que se acusam mutuamente de incompetência. A deterioração das relações entre funcionários constitui o primeiro fator de estresse nas empresas. E desencadeia um improdutivo círculo vicioso: a pressa gera mais pressa que, por sua vez, gera mais imperfeição.

Para quebrar essa espiral, é necessário hierarquizar tarefas e distinguir entre o que é importante e o que é urgente. O mais comum é que a urgência seja brandida como uma exigência absoluta a que todos devem se curvar imediatamente. É assim que o urgente apaga todas as demais dimensões, inclusive aquela que deveria passar para o primeiro plano: a importância.

Quando vierem atrapalhá-lo em nome do descabido pretexto da urgência, coloque para si mesmo (e para o seu interlocutor) a questão de avaliar se o que está sendo solicitado é realmente mais importante do que aquilo que você está fazendo. Então, vai constatar que muitas coisas urgentes foram (e serão) resolvidas sem você.

A agressividade – Socialmente, a forma como cada um exterioriza sua sensibilidade varia de acordo com suas características pessoais, do controle de suas emoções. Há situações em que a irritabilidade é muito interiorizada e se manifesta sob a forma de cólera contida. O mais frequente é o tom seco ou a reatividade excessiva.

Obcecados pela urgência, muitos indivíduos tornam-se impacientes e irritados com os outros, um comportamento que beira a agressividade e, na maioria das vezes, é improdutivo. Essa agressividade é algumas vezes exteriorizada em retumbantes crises de raiva e gritos, mas, freqüentemente, se exprime de maneira camuflada. Por exemplo, sob a forma de fofoca: é comum nas organizações a proliferação maldosa de boatos envolvendo temas tão diversos quanto uma iminente demissão ou a vida sexual e privada de outrem.

Outra maneira de exprimir a agressividade é o registro não verbal de um conflito. O enfrentamento nunca é direto, mas marcado pela emissão de sinais que expressam hostilidade. Ocorre, por exemplo, quando uma pessoa cruza com outra, num grupo, como se não a tivesse visto e evitando cumprimentá-la; ou quando, ao perceber o outro falando em público, levanta os ombros ou exibe um sorriso irônico e condescendente. O objetivo é fazer com que esses sinais sejam interpretados pelo outro como flechas agressivas, mas escamoteadas de tal forma que não gerem reações explícitas do supostamente agredido.

Percebe-se, ainda, conflitos coletivos que também se inserem num contexto de estresse. A agressividade pode tomar a forma de reivindicações absolutistas, como foi possível ver por ocasião dos movimentos contra as privatizações das estatais brasileiras.

O isolamento – Último estágio da expressão do estresse coletivo em uma empresa, o isolamento pode tomar formas muito diferentes segundo os locais e níveis hierárquicos (ausência, férias por motivo de doença, atrasos, demissões, desânimo, desmotivação, erros por falta de atenção, baixa da produtividade e mesmo alcoolismo) de seus protagonistas. Traduz uma necessidade de se afastar da empresa e de seu ambiente. São comuns os casos em que o colaborador tenta se proteger de uma sobrecarga de trabalho ou de uma solicitação excessiva e, o que ocorre ainda com mais frequência, de uma decepção. Como o trabalho não atende suas expectativas (que são às vezes excessivas), e ele desenvolve um sistema de defesa (muitas vezes inconsciente), para justificar a própria decepção. A moda atual é incriminar a falta de "comunicação interna". Essa expressão, grosso modo, é reveladora de um mal na empresa.

O indivíduo que se enclausura ou se isola tende a se colocar em posição de vítima da subordinação a seu ambiente. A partir daí o círculo vicioso do estresse é gerado: quanto mais se subordina, mais se enclausura, mais se subordina...

Esta terceira etapa da expressão do estresse coletivo é muito mais fácil de prevenir do que remediar. Quando constatada em uma população expressiva tem alto custo para a empresa e não há solução milagrosa para inverter o processo. É fundamental, por isso, identificar os agentes estressores, suas consequências comportamentais sobre a saúde dos assalariados.

O estresse é o principal desafio de competitividade para as empresas

O que torna uma empresa mais competitiva que outra é o fato de poder produzir mais por um custo menor. Como a mão-de-obra é mais barata nos países emergentes, seus ganhos de produtividade acabam sendo maiores do que nos países desenvolvidos, onde os salários pagos pelas empresas se equivalem. Nestes, quando uma companhia avança um pouco nesta área é rapidamente alcançada pelas concorrentes.

A partir daí a competitividade está em outro ponto, depende da capacidade de adaptação das empresas às mudanças cada vez mais rápidas e brutais do ambiente, da concorrência, da clientela etc. A característica principal do mundo no qual vivemos é que ele sofre interferências de fatos desencadeadores de mudanças globais. O ataque de 11 de setembro de 2001 não transformou somente o cotidiano dos norte-americanos, mas dos habitantes de praticamente todo o planeta.

O estresse no trabalho

Da mesma forma, a empresa, como os indivíduos, precisa se adaptar muito rapidamente às novas situações. Adaptar-se consiste em ajustar a estratégia, o *modus operandi*, mas, sobretudo, a maneira de trabalhar dos colaboradores. Estes, quando estressados, resistem a se adaptar, rejeitam mudanças, o que normalmente gera grandes tensões e conflitos internos. Para permanecer competitiva a empresa deve, antes de tudo, evitar que o nível de estresse de seus colaboradores seja elevado, de forma que eles preservem seus próprios recursos de adaptação.

Gerenciar o estresse profissional

O estresse no trabalho, além das causas particulares e profissionais de cada um, tem origens mais profundas. A questão do estresse na empresa, por assim dizer, é uma questão de organização e de gerenciamento.

Enfrentar os fatores fundamentais do estresse – A modernização das empresas têm como méritos o desaparecimento do taylorismo (o achatamento da pirâmide), a redução dos níveis hierárquicos, a delegação de poderes, o reforço ao papel desempenhado pelos empregados e a preocupação em distender as relações de trabalho. Contudo, essas técnicas gerenciais desenvolvem um novo tipo de estresse, menos visível. É como um câncer que se desenvolve silenciosamente e vai enfraquecendo aos poucos os recursos humanos da empresa, e, quando os sintomas aparecem, ela se vê desarmada.

Atenção: o excesso de motivação fragiliza – As novas estruturas de organização do trabalho e da produção dedicam um lugar novo e preponderante ao afetivo. Os empregados não devem mais se contentar em executar suas tarefas com eficiência. Precisam dar-se, aderir, amar, apaixonar-se por seu trabalho. Do administrador espera-se que seja antes de tudo carismático, isto é, que saiba conquistar seus colaboradores e fazer-se amado por eles. A verdadeira razão desta demanda extra, que alcançou entre nós estágios extremos, é a motivação. Uma motivação repleta de carga afetiva.

Através do que se denomina motivação, as empresas pensam ter encontrado a solução para a maior parte de seus problemas. Aparentemente é verdade: um funcionário motivado é mais empreendedor. Mas, um empregado motivado é também mais frágil. Como dizer a um colaborador que se entregou inteiramente a seu trabalho que o resultado não está satisfazendo, sem que ele o entenda como uma reprovação a si próprio? Quando a carga afetiva é muito grande, toda observação de caráter profissional é automaticamente traduzida em termos afetivos.

Outro problema de carga afetiva é seu gerenciamento no longo prazo. Quem vive junto por algum tempo sabe que o difícil não é suscitar o entusiasmo, de começo, mas mantê-lo. O que é difícil para um casal é mais difícil ainda em uma organização. Pior, quanto mais o afeto cresce, tanto mais forte é o risco de desencanto. É um pouco o que aconteceu no início dos anos 1990, durante os programas de reestruturação, reengenharias e outros planos criados para reduzir os quadros: os empregados tomaram consciência de que a empresa, que lhes solicitara sacrificar tudo por ela, diante da primeira dificuldade, os abandonara.

Outro problema ligado ao bloqueio afetivo dos empregados é sua vida particular. Não é por acaso que aumenta o número de divórcios em momentos de maior exigência nas empresas. A carga afetiva não pode ser estendida ao infinito: quando a pessoa investe muita emoção no trabalho, existe menos disponibilidade para o resto. Não se sabe como começa, mas constata-se aí outro círculo vicioso: quanto mais trabalhamos, menos nos sentimos à vontade em casa, daí, nos voltamos ainda mais para o trabalho e, quanto mais trabalhamos...

A precariedade em todos os níveis – Ao suprimirem os níveis hierárquicos, deixando uma certa imprecisão nas atribuições dos empregados, as organizações mais modernas procuraram transmitir novas responsabilidades e favorecer a emulação. Em tese, uma emulação saudável só pode contribuir para o sucesso da empresa. O problema é que, em muitos casos, a não demarcação das fronteiras acaba estimulando conflitos interpessoais. O resultado é uma rivalidade aguçada que, somada a um sentimento pessoal de precariedade, pode privar o indivíduo da noção de estar dando o melhor de si, substituindo-a por pensamentos negativos em relação ao outro.

A essa precariedade interna junta-se a uma precariedade externa: o desemprego e a exiguidade do mercado de trabalho. Há empresas que, no intuito de obter o máximo de seu empregado, não se constrangem em dar-lhe a entender, ao menor desacordo, que existem muitos candidatos ao seu lugar. Esta precariedade é sentida, sobretudo, pelas pessoas de 45 ou 50 anos, que receiam não encontrar outro emprego, caso deixem a empresa. Frequentemente, estão dispostas a tudo para se manter até a aposentadoria.

Este contexto transmite aos empregados, mais do que nunca, o sentimento de estar à mercê do arbítrio. Ao chefe ou responsável é creditado, assim, um direito de vida ou de morte profissional sobre seus colaboradores. Para prevenir dissabores, a ideia mais difundida é que se precisa agradar sempre. Ou, até mesmo, seduzir. Qual o limite desta sedução? Como nunca poderá saber ao certo se está bem com o chefe, o empregado mantém acentuado o sentimento de precariedade.

O trabalho interrompido a cada instante – Sempre que é interrompido, o que em média ocorre a cada sete minutos, segundo estudos da OIT, um dirigente precisa avaliar a causa da interrupção e rever suas prioridades. Nesse ritmo, ao final do dia, contabilizará mais de 50 interrupções. Isto o irrita, pois tira sua concentração, induzindo-o a trabalhar apenas por reação, sem planejamento.

Considere-se que, nesse caso, não se trata de uma simples dificuldade de organização – não há o que fazer para evitar interrupções. O problema, porém, é mais complexo. Quando se focaliza esta organização e se observa pessoas trabalhando, percebe-se que elas se interrompem a si mesmas: começam um trabalho, param para dar um telefonema e depois acabam se envolvendo com outras tarefas. Como alguns que têm o hábito de assistir televisão mudando frequentemente de canal.

Muda-se de canal por duas razões principais. Primeira, a mudança é estimulante. Obriga-nos a fazer rapidamente um esforço de adaptação para compreender o que se passa na tela e se manter ligado. Quando interrompemos voluntariamente uma tarefa é para, no fundo, fugir da constatação de que temos dificuldade em nos concentrar nela. De fato, é sempre mais fácil sermos levado pelos estímulos externos do que nos sentirmos sozinhos, nós e o nosso trabalho. Quanto mais frentes de pensamento abertas, mais dispersão.

A segunda razão da interrupção é a crença de que pode estar acontecendo algo importante fora do nosso ambiente, algo que estamos perdendo. O mesmo que ocorre com a televisão acontece no ambiente de trabalho: ao ser constantemente interrompido, o dirigente estará em alerta permanente em relação à empresa e terá, assim, a sensação de que nada estará fora do seu controle. Ora, ter a informação no momento exato é ter poder.

Como reagir quando um fator de estresse se torna muito incômodo – O sistema gerencial das empresas está na origem de numerosos fatores de estresse, que tem como consequência fragilizar seus colaboradores. Nem sempre estes fatores são identificados, mas aparecem quando se estimula a reflexão sobre eles. É deles que trataremos agora.

A corrida contra o tempo – Os dirigentes empresariais consideram que a falta de tempo é a primeira causa do estresse. Contudo, eles admitem que este fator estressor tem um aspecto positivo, porque é um sinal exterior de atividade. Este paradoxo explica toda a dificuldade de lutar contra este tipo de distúrbio, que mina as jornadas dos executivos que costumam se queixar o tempo todo da falta de tempo, mas não parecem propensos a fazer alguma coisa para mudar este quadro.

Para entender o problema, é preciso identificar com precisão a natureza do estresse que, basicamente, se manifesta através da pressão efetiva do tempo, das tarefas em demasia e pelas interrupções frequentes. Em tese, a solução para a falta de tempo passa por uma melhor organização. Parece fácil, mas na prática poucos conseguem.

> **A pressão do tempo**
>
> São 9:30h da manhã e pela quinta vez, após o início do trabalho, o telefone toca. Carlos retira-o do gancho e com raiva diz para a secretária:
> – Você faz de propósito ou o quê? Já pedi para não ser perturbado!
> – Desculpe-me, mas como é o fiscal do Imposto de Renda, pensei que o senhor gostaria de lhe falar. Mas posso lhe dizer que está em reunião...
> – Isso não, não! Mande-o entrar.
>
> Depois de ter se livrado o mais rápido possível do interlocutor inoportuno, Carlos tenta concentrar-se na leitura do relatório, objeto da reunião que começa em quinze minutos. Faltam cerca de vinte páginas e, mesmo que apelasse para a técnica de leitura dinâmica, há muito em desuso, sabe que não conseguirá fazer mais do que uma leitura enviesada.
>
> Enquanto percorre as linhas faltantes, antevê a reunião, na qual teme que seu eterno rival aproveite a ocasião para aprovar as decisões que lhe seriam desfavoráveis. Sem falar que ainda não teve tempo de contatar seus clientes.

Carlos tem um comportamento que, provavelmente, não prima pela maior eficiência. Não é capaz de organizar seu tempo para reservar momentos para a reflexão. No entanto, um esquema de pensamentos (chamado de cognitivo) provavelmente está acionado para lhe dar apoio. Seu esquema cognitivo poderia ser: "Se não andar cada vez mais depressa, preciso me multiplicar." Ou talvez: "Se me deixo ultrapassar, estou perdido..."

A situação de Eliane é um pouco diferente. Ela se deixa envolver pelos elogios de seus patrões. Ou não é capaz de delegar. Ou não sabe como. O pensamento enganoso pode ser: "Devo atender a todas as solicitações" ou "Se eu mesma não fizer estas tarefas, elas serão malfeitas".

> **Como se envolver em uma situação impossível**
>
> — Na verdade, Eliane, sua apresentação foi excelente.
> — Obrigada, senhor; fico muito sensibilizada.
> — É verdade, você nos habituou mal. Seu trabalho está sempre perfeitamente documentado, conciso e destacando o essencial. Posso lhe dizer que você vai longe minha filha.
> — Pare, estou encabulada.
> — A propósito, gostaria de saber sua opinião sobre a negociação que temos em andamento. O último round será na próxima semana e seu parecer é muito importante para mim.
> — Com muito prazer; mas é que tenho dois relatórios importantes para concluir e...
> — Estou certo de que você se sairá muito bem e, depois, o trabalho não a assusta. Obrigado, desde já, por sua ajuda.

Marcos, que não sabe dizer "não", teria como pensamento enganoso: "Se disser não, o que irão pensar de mim?"

Nos três casos, apresentam-se vários problemas de gerenciamento do tempo, com variações de gravidade.

> **O homem indispensável**
>
> A reunião mal começou e a secretária acaba de passar um recado:
> — Doutor Marcos, é o telefonema que o senhor esperava.
> — Ah! Sim, desculpem-me. Volto em dez minutos.
> No corredor que leva à sua sala, Marcos encontra seu diretor, que segura seu braço.
> — Você chegou na hora, Marcos. Nosso presidente para a América Latina veio fazer-nos uma visita de surpresa e eu estava procurando você para apresentá-lo.
> — Mas acontece que...
> — É muito rápido. É uma ocasião inesperada, Marcos.
> Quinze minutos depois, enquanto não sabe mais se deve voltar para a reunião ou atender o telefonema, Marcos encontra sua colega.
> — Dê uma olhada nisso, só estamos esperando sua aprovação para despachar.
> — Lamento, não tenho um minuto sequer.
> — É apenas uma página, mas se é o que você quer, podemos despachá-lo como está.
> — Deixe-me ver...

1 - Existe a dificuldade de hierarquizar, ou seja, de distinguir o que é importante do que é urgente. Há uma tendência de substituir a reflexão sobre o sentido do que se faz pelo imperativo da urgência.
2 - A pessoa não se permite deixar de fazer ou delegar o que é menos importante.
3 - Não sabe fazer com que os outros respeitem seu espaço/tempo, tal como se decidiu gerenciá-lo.

Trata-se, portanto, em primeiro lugar, de se permitir a liberdade de se distanciar em relação às tarefas cotidianas e eleger as prioridades. Depois, é preciso impedir que outros destruam esta liberdade, o que pressupõe, às vezes, um pouco de firmeza. É somente a esse preço que a pessoa começa a decidir o que fazer de seu tempo para deixar de ser levado pela onda de sua jornada de trabalho, sem perceber que pode interferir sobre ela.

Os colaboradores jamais são como deveriam ser

– Está na mesa!
O chamado já foi feito várias vezes e Pedro diz a si mesmo que é preciso ir. Não tem tempo de fechar seus relatórios, pois a esposa se plantou diante dele com um ar pouco afável.
– Francamente, você exagera. Desde o começo do fim de semana não levantou os olhos de seus malditos relatórios e não respeita nem o almoço de domingo. Logo, seus filhos não saberão mais que têm um pai.
– Você acha que me agrada passar o fim de semana trabalhando?
– Não entendo. Você tem uma equipe de 20 pessoas e tenho a impressão de que faz todo o trabalho sozinho.
– Não é isso, há coisas que não posso pedir a elas.
– Por quê? No outro dia conversei com a esposa do Jorge, seu assistente e ela disse que ele nunca trabalha nos fins de semana. O que você faz, ele não poderia fazer também?
– Sim, talvez. Mas compreenda, é delicado...
– Tudo o que compreendo é que sob pretexto de não ocupar os outros, você se enche de trabalho.

O estresse são os outros – A principal razão do estresse dentro das organizações são as relações interpessoais, e não mais a falta de tempo, como se acreditava. Exemplos registrados no cotidiano das empresas são o que não faltam.

O comportamento não funcional, muito comum nas empresas, está muito evidente no exemplo de Pedro. Reside na dificuldade em expressar ou pedir coisas à equipe. Isso, pela dificuldade de:

– fazer censuras (ocasionando, em alguns casos, dispensa de colaboradores considerados insuficientemente produtivos, embora há anos tenham pontuações excelentes nas avaliações periódicas);
– distribuir o trabalho;
– tomar decisões autoritárias;
– buscar aproximação dos colaboradores.

Os esquemas de pensamento que estão na origem deste tipo de comportamento são: "Ele vai pensar que..." Claramente, esse tipo de dirigente tem dificuldades de afirmação pessoal, ou seja, não ousa dizer o que pensa ou o que deseja, atribuindo a outrem os pensamentos que paralisam as intenções de se expressar. Contudo, as técnicas de assertividade explicam claramente que não se pode exigir sempre: cabe ao outro recusar.

Um cliente nunca fica satisfeito

– Acalme-se, Mário, tenho a impressão de estar diante de uma pilha elétrica.
– Você está brincando? Eu os chamo há três dias e arranjam mil motivos para não me atender.
– Talvez tenham outra coisa a fazer.
– Sempre há outra coisa a fazer, só que há um contrato de cem milhões de dólares em jogo.
– Não é o fato de você não os encontrar há três dias que vai colocar o contrato em questão.
– É possível, mas não os acho bem há algumas semanas. Observe, por exemplo, que, da última vez que almoçamos juntos, recusaram o aperitivo e, depois, não sei por quê, tenho a impressão de que estão um pouco mais frios.
– Mas isto não quer dizer nada.
– É possível. Em todo caso, não durmo há três dias e isso me deixa absolutamente tenso.

Aqui, ainda, o problema relacional está ligado a um defeito de comunicação. Como se sente em situação de instabilidade, Mário procura decodificar pseudomensagens implícitas. A comunicação implícita é uma armadilha para quem a recebe, já que o deixa, na verdade, interpretar as mensagens a seu modo. Interpreta-a em função de seu humor e, sendo ansioso, provavelmente fará uma leitura catastrófica, imaginando o pior, mesmo sem comprovação lógica.

Se você está nesse impasse, deve pedir a seu interlocutor que explicite suas mensagens. Uma das boas maneiras é dizer-lhe o que sente, admitindo de pronto que você pode interpretar mal as mensagens emitidas.

Outro fator de dificuldades relacionais na empresa, além das rivalidades que já mencionamos, é a personalização dos conflitos. Os empregados, muitas vezes, investem de tal modo em seu trabalho que se confundem com o que fazem. Daí que a menor crítica ao seu projeto em andamento é vivenciada como um ataque pessoal, que dá lugar, de imediato, a um contra-ataque. Rapidamente se formam grupos de aliados de parte a parte e se torna muito difícil eliminar o caráter passional do debate para conduzi-lo ao que deveria ser – um intercâmbio técnico.

Uma concorrência exacerbada

Marcelo é o diretor de uma grande cadeia de supermercados do Rio de Janeiro. A empresa tem uma boa rentabilidade. Sua localização geográfica é excepcional: em pleno centro de uma zona muito populosa e sem concorrente de seu porte nas proximidades.

– São muito tolos, acabam de acertar a instalação de dois novos supermercados num raio de três quilômetros!

– O que você quer? Isso não podia durar, era muito bom ou... muito fácil.

– Talvez, mas agora não vejo de onde tiraremos nosso lucro. Eles vão chegar com lojas mais modernas e com promoções infernais. Estão loucos para nos arruinar.

– Apesar de tudo, não se perde por antecipação, a clientela conhece você há muito tempo.

– Não, na verdade, não tenho o que fazer: não existe clientela suficiente para os três sobreviverem neste bairro.

Quando as coisas não são como desejaríamos que fossem – O terceiro grande fator do estresse de que se queixam os dirigentes: a falta de controle sobre uma dada situação. Normalmente tem duas origens: ou são submetidos a constrangimentos que se consideram anormais ou insuportáveis (a falta de controle externo); ou não se sentem à altura para enfrentar a situação (falta de controle interno).

A falta de controle externo pode atingir os domínios mais variados, que vão da conjuntura internacional à ineficácia de seus colaboradores ou, ainda, à atitude agressiva de um concorrente.

A falta de controle externo se caracteriza como um ressentimento, quando julgamos que a situação deveria ser diferente do que é. Ao nos depararmos com a realidade, ficamos bloqueados, paralisados. Impossível, então, achar um plano de ação. Sentimo-nos (e nos comportamos) como injustiçados, na posição de vítimas. É o que se chama estar fixado no obstáculo. Um pouco como o cavalo que empaca diante de um obstáculo, sem conseguir transpô-lo.

A solução para este imobilismo passa por uma diferenciação entre aquilo sobre o que se pode ou não se pode agir. De nada adianta repisar o que nos desagrada, dizendo-nos (e o repetindo ao maior número de pessoas) que preferíamos que fosse diferente. Tudo o que não depende de nós deve ser tomado num plano factual, ao qual devemos nos adaptar da melhor maneira possível. Isto não exclui engajamento nas mudanças profundas da sociedade ou do mundo em que vivemos. Mas estas mudanças devem ser enfrentadas em médio prazo.

A falta de controle interno, no cerne, é aquela mesma frustração ligada à defasagem entre o que se desejaria que fosse a situação e o que ela é realmente. Mas, dessa vez, a pessoa atribui a responsabilidade pelo desagrado não ao contexto, mas a si própria, às forças inerentes a ela (seu temperamento, *background* etc.) que considera incapaz de vencer. Desejaria ser diferente do que é: por exemplo, não fala inglês suficientemente bem para negociar um determinado projeto, não se considera suficientemente carismático para liderar bem sua equipe, pouco competente em tal domínio técnico etc. Em breve, não se considerará à altura para tantas tarefas e metas, e enfrentará num ciclo de aumento da tensão, penoso e difícil de remediar.

Essa falta de controle interno é encontrada frequentemente entre os indivíduos muito exigentes consigo mesmos. Desejariam ser perfeitos em todos os campos de atividade. Têm, também, muito medo do fracasso, considerado insuportável e inaceitável. Muitas vezes, tais indivíduos multiplicaram sua formação numa busca permanente para serem bons em tudo. Estão sob a tirania daquilo que os psicanalistas chamam de ideal do eu. Ou seja, têm uma visão idealizada do que deveriam ser e custam a vivenciar a defasagem entre esta imagem ideal e o que são realmente. O risco é de se deterem nestes pontos fracos e utilizarem mal seus pontos fortes.

> **A preocupação pela falta de capacidade**
>
> A reunião acabou. Regina é felicitada por suas colegas:
> – Parabéns, o presidente lhe entregou esta missão. Ele confia em você, pois este projeto representa um potencial enorme para a empresa.
> – Sim, é uma grande chance para mim – responde Regina com um sorriso forçado.
> Evidentemente ela sabe a importância do projeto que lhe foi confiado, mas, diante do novo desafio, tem dúvidas. Primeiro, há parceiros chineses. Ela não os conhece, mas disseram que são muito preconceituosos em relação às mulheres. Depois, todas aquelas viagens e a fadiga que causam. Ela sabe que precisa de repouso e teme tornar-se "menos eficiente" se estiver cansada. "Ah, se pudesse contentar-me com apenas cinco a seis horas por noite!", pensa. A inquietação cresce e Regina duvida cada vez mais se fez bem em aceitar a missão.

Trata-se, então, de aceitarmos nossas limitações, de nos impedirmos de assumir metas impossíveis em termos de exigências a nós mesmos. E, claro, ninguém precisa estar fixado em seus pontos fracos. Deve, ao contrário, apoiar-se em seus pontos fortes.

Por fim, é necessário aceitar que podemos nos enganar ou mesmo... fracassar.

Ao aparecerem os primeiros sintomas do estresse, já se pode agir. O gerenciamento do estresse é um conjunto de procedimentos, no seio do qual se conjugam uma abordagem preventiva e um certo número de técnicas ativas, que permitem melhorar nossa maneira de enfrentá-lo. Os sintomas gerados pelo estresse são tão numerosos quanto as pessoas estressadas. A maior parte de nós os conhece bem. Entretanto, podemos agrupá-los em grandes classes, em função de suas características. A primeira diz respeito à quase todos os estressados e refere-se à degradação das capacidades relacionais. Em algumas pessoas, são as dores que dominam. Às vezes, as perturbações do sono e o cansaço estão em primeiro plano. Para outros, é a capacidade intelectual que se altera. E, por fim, para uma pequena minoria, o estresse é um estimulante que melhora o desempenho.

Vimos que um dos primeiros fatores do estresse na empresa está ligado às relações interpessoais. Estressada, a pessoa sofre uma redução da capacidade de comunicação com sua equipe, o que vai se refletir numa alteração das capacidades relacionais. Cria um sistema em cadeia, que torna as relações interpessoais um dos primeiros riscos do estresse. Esta alteração pode assumir formas bem diversas, segundo as pessoas e as circunstâncias, das quais descreveremos algumas.

> ### Isolamento
>
> Há várias semanas, Ricardo está cada vez mais lento. Sua hora de almoço se alonga e, quando retorna, as doses de caipirinha o impedem de começar a trabalhar imediatamente.
> Sente que está perdendo o controle da equipe que dirige há três anos. Seus superiores chamaram sua atenção para o fato de que seus resultados, antes excelentes, há seis meses, estarem caindo a olhos vistos.
> Naquela manhã, Ricardo encontrou o diretor geral, que o pôs contra a parede. Ou reage em três semanas ou "seremos obrigados a rever a definição de seu cargo". Muito inquieto com seu futuro, Ricardo decide caminhar pela beira-mar, a dois passos do escritório. "Para refletir", diz ele...

Diante do estresse, alguns se isolam. Não falam, não ouvem mais e se fecham em seu mundo. É como se tivessem medo de se comunicar ou de ter perdido a capacidade de comunicação. O risco dessa atitude é, claro, a pessoa restringir-se a ficar rodando pelos mesmos pensamentos, sem perspectiva, sem achar solução.

Gerenciar o estresse consiste em, antes de tudo, traçar perspectivas através de nossos próprios pensamentos. Pode-se escrevê-los, assim como pode-se trocá-los com os outros. O essencial é dispor de vários interlocutores, de modo a não cansá-los com as mesmas histórias e para receber opiniões diferentes.

É válido, também, apelar para profissionais do mercado. Nos EUA, entre os dirigentes que custam a encontrar interlocutores internos, difundiu-se o recurso de se entregarem de bom grado a um profissional externo.

A agressividade ocorre naturalmente quando o indivíduo está submetido a grandes constrangimentos. Ora, uma das qualidades de um administrador é exatamente ser capaz de absorver o estresse. Ele deve ser uma espécie de esponja, que o absorve e o desenvolve pouco a pouco sem agressividade. Como controlar a agressividade?

É necessário ser capaz de estabelecer limites, o que pressupõe não se deixar invadir pelos outros. A idéia de que é preciso estar permanentemente disponível para todo o mundo gera necessariamente uma irritabilidade, que é a porta aberta para a agressividade. Seja firme, para que respeitem os momentos em que você não deseja ser importunado.

A agressividade

– Fora!
Cláudio, que acabara de dar uma olhada para dentro da sala de seu chefe, afasta-se desconcertado. Pela expressão em seu rosto, sua colega Sônia constata imediatamente que algo está errado.
– Foi seu café da manhã ou o relatório que você precisa fazer que não saiu bem?
– Não, o chefe é que deve ter engolido algo atravessado. O problema é que já faz uma semana que, a cada vez que o encontro, ele me vira a cara.
– Pode estar certo de que isso acontece com todo o mundo. Ontem, fiz uma pergunta na reunião e, como resposta, recebi, diante de todos, um: "O que você tem na cabeça?"
– Conheço bem sua cordialidade, mas o que é que você fez?
– Senti-me arrasada. Queria que fosse diferente?
– Não, é natural. O que me incomoda é que todo o meu trabalho está paralisado sem a aprovação dele. Francamente, não desejo entrar na sua sala, mas, se este relatório não avançar, vou levar uma bronca!
– Puxa, você não merece isso...

É útil verificar se você transmitiu à equipe suas preocupações, ou então você se arrisca a medir somente o perigo de tal ou qual projeto – sem avaliar o contexto. Isto cria uma defasagem entre sua própria representação e a da equipe que, muitas vezes, realiza o trabalho.

Além disso, é essencial distinguir aquilo que é feito daquele que o executou. Um trabalho pode ser de má qualidade, e a pessoa que o fez, ainda assim, ter o seu valor. A personalização dos comentários ou das observações pode provocar mudanças em um modo afetivo que, muitas vezes, é a primeira etapa da agressividade.

Por fim, o agressivo deve sempre se interrogar a respeito de si mesmo e do mau gerenciamento do estresse. Tanto uma reação de raiva de tempos em tempos pode ser útil e benéfica em todos os sentidos, quanto um modo de se expressar que recorre regularmente à agressividade é um sinal evidente de um mau gerenciamento de seu próprio estresse.

Fadiga, cansaço súbito, perturbações do sono ou hábito de recorrer a excitantes como café ou cigarro revelam um estado de estresse mal gerenciado. São indícios banalizados de tal modo que, frequentemente, tendemos a considerá-los como normais e simples indicadores de uma atividade profissional exigente. Na verdade, muitas vezes são os sinais precursores de uma estafa, começando com uma alteração do ritmo sono-vigília.

> **Problemas para se levantar de manhã**
>
> É a segunda vez que Rogério, sonolento, apanha o despertador para atrasar em dez minutos o toque da campainha. Como vem tendo dificuldades em conciliar o sono, há vários meses, levantar parece um esforço sobre-humano que protela até o último momento.
> Rogério, ainda nas brumas de seu sonífero, já imagina as repreensões de seu chefe, quando chegar à reunião. É verdade que seus atrasos têm se tornado sistemáticos, apesar de seus esforços. Sim, ele vem tentando mudar a situação, mas os resultados não aparecem; e é provável que seu chefe não se satisfaça mais com boas intenções.

A dificuldade em sair da cama, pela manhã, deve ser vista como sinal de alarme, caso se arraste sistematicamente por semanas. Isso, por mais normal que seja a *síndrome da segunda-feira* – depois da descontração do fim de semana –, é difícil reencontrar a energia habitual. A dificuldade pode estar ligada a uma fadiga acumulada, mas também pode ser o sinal de uma queda de ritmo do trabalho. A fadiga pode ser fácil de resolver, com férias ou repouso (sob a condição de serem combinados). Já a queda no ritmo do trabalho é mais grave, porque a dificuldade geralmente não é aceita nem admitida, mas dissimulada. É comum querer ficar na cama quando não há estímulo no trabalho e tudo na vida parece monótono e pesado. Pouco a pouco, não se tem mais desejo de nada, senão de fugir para o abrigo do leito. É preciso estar vigilante: tais sintomas podem indicar os primeiros sinais de depressão. Em vez de deixar esta situação evoluir, o melhor é analisar suas causas.

Os excitantes exercem enorme tentação quando a pessoa se sente submetida ao estresse. Precisa-se de um estímulo, algo que reconforte, mas, sobretudo, alguma coisa a qual se emprestam supostas – e ilusórias – virtudes benéficas: "Enquanto não tomo meu café da manhã, não consigo engrenar"; "Quando a tensão cresce, é absolutamente indispensável um cigarro". Discute-se se o efeito atribuído ao excitante é puramente psicológico, se está ligado às qualidades intrínsecas do produto ou se é simplesmente o resultado de uma dependência. Provavelmente, um pouco dos três.

> **Recorrendo aos excitantes**
>
> Tabagista contumaz, Solange acolheu favoravelmente a proibição de fumar nas dependências da empresa, pensando que seria a oportunidade de abandonar o vício. Os primeiros dias foram difíceis, mas, ao preço de grandes esforços, não acendeu nenhum cigarro. Em compensação, aumentou os cafezinhos.
> Naturalmente, a pausa do cigarro foi substituída pela pausa do café. É sempre um momento especial de convívio que permite a Solange ficar a par das conversas de corredor, pelas quais ela reconhece ter uma certa inclinação.
> Ao cabo de três semanas, depois de um violento conflito com um colega, e num clima geral de dificuldades, Solange não mais se conteve e se precipitou para a sala de fumantes, para "acender um". As primeiras tragadas foram deliciosas, apesar da consciência pesada. Para compensar, prometeu não passar de cinco cigarros por dia. Promessa tão rapidamente esquecida quanto formulada.

"Além do mais, sinto-me bem com isso, por que parar?", é comum ouvir. É verdade que cada um de nós tem rituais que o auxiliam em situação de estresse. O problema dos excitantes (café, fumo, álcool etc.) é que, como vimos, todos criam dependência e têm, em maior ou menor grau, notórios efeitos tóxicos. O problema é quando este recurso se torna sistemático.

A alteração das capacidades intelectuais – Desse modo, é mais fácil estar em ação do que em reflexão. Como vimos, a forma de trabalhar que multiplica as interrupções nos leva, progressivamente, a perder a capacidade de concentração. Trata-se da alteração das capacidades intelectuais pelo estresse. Esse fenômeno se acentua com a preocupação e a percepção de que tudo dever ser feito com urgência. No caso acima, o trabalho de reflexão e de redação se torna, então, um suplício do qual é preciso fugir. Atenção para com a tarefa interrompida: perdendo nossa capacidade de concentração, empobrecemo-nos progressivamente.

A sobrecarga e a fadiga têm efeito imediato sobre a atenção. Podem gerar consequências desastrosas, como acidentes e outros erros que resultem em grandes perdas de tempo e dinheiro.

A primeira providência a respeito é aceitar os próprios limites, informá-los à equipe e não ultrapassá-los. É essencial também saber recusar qualquer sobrecarga de trabalho, o que não é fácil. A maior dificuldade consiste em imaginar que se pode recusá-la. Ouse, com firmeza, e verá que é possível. Existem outras

> A concentração
>
> Desta vez, não há como adiar. Fabiana precisa redigir seu relatório, que está atrasado três semanas. Prometeu a seu superior que o terá pronto antes de ele sair de férias, em breve. Fabiana tomou suas providências: as entrevistas foram transferidas, a porta da sala ficou fechada e a secretária eletrônica foi acionada para registrar as mensagens.
> Pela terceira vez ela relê suas anotações, tentando em vão, organizá-las: "É melhor dar um título, assim terei a mente mais livre."
> Duas horas depois, várias chamadas telefônicas passadas (de resolvido mesmo, somente o programa para logo mais, à noite) e nenhuma linha apareceu na tela de seu computador: "Vou almoçar rapidamente, para arejar minhas ideias."
> Quando volta, há uma mensagem do vice-presidente de finanças pedindo que entre em contato. Responde imediatamente e, quase aliviada, entra na sala dele, para resolver um problema. Agora tem um álibi: afinal, o vice-presidente a convocou, impedindo-a de executar a tarefa. O chefe não poderá dizer nada...

teorias, como a dos pesquisadores ingleses Sutherland & Cooper, para a gestão do estresse profissional, em diversos níveis.

> A vigília
>
> Cristiano disca raivosamente o número de telefone de Antônio, responsável pelo serviço de compras:
> – Como se explica termos pago tão caro pelo transporte da madeira? Há um mês, pagamos a preço de mercado e desde então os preços baixaram. É preciso negociar! É seu trabalho!
> – Onde você viu que os preços baixaram?
> – Consultando a cotação, como todo o mundo...
> – Lamento, mas isso não me ocorreu.
> – Pode lamentar, mas essa história nos vai custar no mínimo R$ 5 milhões.
> – O que quer que eu faça? Não posso fazer duas coisas ao mesmo tempo. Há tempos venho lhe dizendo que preciso de mais um colaborador...

TEORIA DA INTERVENÇÃO ESTRATÉGICA SOBRE O ESTRESSE

Objetivos Ações	Ambiente	Organização	Gerência	Indivíduo
Preventivas	Eliminar os agentes estressores.			
Pró-ativas	Desenvolver os recursos que permitam enfrentar os agentes estressores.			
Corretivas	Diagnosticar e diminuir as consequências negativas ligadas ao estresse observado.			

(Sutherland & Cooper, 2002)

A eliminação dos agentes estressores inclusos nos quatro objetivos da Teoria da Intervenção Estratégica – ambiente, organização, gerência e indivíduo – requer um esforço permanente. No entanto, é evidente que não há como suprimir todas as fontes de estresse no trabalho; este, por mais paradoxal que possa parecer, é útil à performance. Não há como atingir a superação e conquistar posições sem estresse, especialmente em atividades, como a empresarial, que se baseia na concorrência e na busca por performance. Mas é possível se evitar fatores de estresse inúteis, como, por exemplo, no plano gerencial, estabelecer metas impossíveis de serem realizadas e pressionar os colaboradores neste sentido.

O segundo nível de gestão de estresse é o pró-ativo. Trata-se de permitir a ação dos recursos individuais e coletivos no seu enfrentamento. No plano individual é importante que os indivíduos saibam gerir suas emoções, pois o custo do estresse depende em grande parte da gestão de suas emoções. Mas o equilíbrio entre a vida profissional e a vida pessoal é também fator importante da pró-atividade. Ser pró-ativo é também propiciar aos colaboradores um ambiente que os estimule e os force a progredir. Uma das formas é estimular na empresa a troca ou o rodízio de funções, oxigenando as capacidades adaptativas. Um indivíduo que faz sempre a mesma coisa acaba por perder a flexibilidade em se ajustar às novas situações.

O terceiro nível é corretivo. No plano individual significa identificar através de uma avaliação médica completa todos os efeitos do estresse no corpo do colaborador e, através de programas de promoção à saúde, corrigi-los.

O estresse dos dirigentes

Os dirigentes são notadamente selecionados por sua capacidade de gerir o próprio estresse. Essa qualidade está intrinsecamente ligada à trajetória profissional que os fez ascender ao posto que ocupam. O que é perfeitamente lógico, uma vez que seu valor agregado se mostra principalmente nos momentos de tensão, durante os quais se espera que eles dominem a situação mantendo a calma.

É sobre os dirigentes que se concentra uma grande parte do estresse da empresa. Sua função é absorvê-lo, fazer uma espécie de destilação progressiva desta pressão – e jamais transferi-la aos funcionários de forma brutal e direta.

Os estudos sobre o estresse dos dirigentes mostraram que são indivíduos muito preocupados com a avaliação que seus colaboradores vão fazer deles. Portanto, antes de tudo, estão atentos ao fato de que ninguém perceba seu estresse e agirão de forma que as pessoas próximas pensem que tudo está normal.

Essa estratégia de adaptação é frequentemente eficaz. Ela pode falhar quando forem tomadas decisões que contrariem o que tiver sido feito anteriormente – por exemplo, uma demissão em massa promovida depois de uma grande performance da equipe.

O estresse dos dirigentes aparece quando querem controlar tudo, estar distante dos demais colaboradores ou adotar comportamento arrogante. Nessas situações há os que não conseguem mais externar suas emoções, enquanto outros demonstram esgotamento com o excesso de trabalho. O restante da sintomatologia do chefe estressado não é diferente do resto dos mortais: ganho de peso, colesterol elevado, dores musculares, hipertensão arterial, lesões cutâneas, infartos do miocárdio...

Somente 5% dos executivos têm uma vida equilibrada, um estilo de vida saudável. Os outros 95% caracterizam-se por serem obsessivos pelo trabalho. Não raro nos deparamos com indivíduos que trabalham 80 horas por semana, sem tempo para a família nem para o lazer pessoal. Muitos, tendo chegado ao topo de sua carreira, tornam-se desmotivados e deprimidos e perdem a alegria de viver.

De um modo geral, o que provoca também estresse no executivo é a solidão. Ela agrava o estresse, porque o indivíduo fica pensando em suas dificuldades sozinho. Ora, todo mundo tem necessidade de falar abertamente com alguém. Some-se a essa situação o fato de que os dirigentes são, muitas vezes, cercados por bajuladores que enchem seus egos com duvidosas demonstrações de apreço. Isso aumenta seu narcisismo, induzindo às vezes a tomar decisões pouco baseadas na objetividade.

Observam-se, também, manifestações de sadismo e de raiva nos dirigentes idosos que não prepararam sua sucessão. O inconveniente, nesse caso, é que eles não são abertos às inovações, resistem a mudar o "clima" de sua empresa. Fato é que o dirigente vive mal sua solidão, aumentando os seus níveis de estresse. Pode ser resquício da velha cultura individualista. Mas, no mundo corporativo moderno, a individualização das metas, a remuneração por prêmios e a falta do espírito de equipe acabam estimulando a nefasta cultura do "cada um por si".

V - DA TEORIA À REALIDADE

Nosso cérebro emocional processa a emoção que, independente de sua intensidade e duração, é transmitida ao corpo. Além das emoções negativas que se vive nos grandes centros urbanos, o homem moderno precisa ser muito forte, física e emocionalmente, para abraçar as responsabilidades de seu trabalho, que absorve todas as suas emoções. Tudo isso gera estresse: reuniões, viagens, agendas sufocantes, metas impossíveis, produtividade insaciável, e mais as mudanças no cotidiano.

O ser humano se desarmoniza, torna-se quase uma máquina de produção. É induzido a ser frio, calculista e a investir todas as emoções no trabalho. Muitos só pensam no corpo quando este pede socorro: infarto do miocárdio, acidente vascular cerebral, hemorragia digestiva, obesidade, câncer. Outros se vão prematuramente ou sobrevivem com sequelas. O corpo, nesta concepção, é mero instrumento para se alcançar metas, sendo necessário, às vezes, um trauma físico ou emocional importante para reavaliar a vida, suas prioridades e seus verdadeiros valores.

O executivo em busca de sempre e mais não vê a vida passar, os filhos crescerem e se desenvolverem. Raros são os momentos de prazer, poucos são os amigos. São indivíduos que acreditam que se o lado profissional está bem, o resto pouco importa. Querem subir na vida e acumular patrimônio. Como se isso propiciasse comprar a cura de uma doença incurável, um desejo ou uma motivação. Não se trata de satanizar o dinheiro e o sucesso quando obtidos de forma saudável, até por que a conquista no campo material não corresponde ao sentimento de infelicidade que muitos evidenciam.

Uma questão de estilo de vida

A constante preocupação em atingir metas puramente materiais está contribuindo para uma falsa sensação de realização do indivíduo. Num mundo onde o ter predomina sobre o ser, o homem moderno está passando por mudanças profundas no seu modo de viver, nos seus valores sociais e espirituais. E tem pago caro por isso. Como não chega a lugar algum, ele se questiona: "Se consegui tanto, por que não estou feliz?"; "Por que me sinto tão mal fisicamente?"; "Por que o meu desejo sexual desabou?" "Por que estou só, sem amigos?"

A resposta a essas indagações certamente passa pelo conceito de estresse. Entendendo o estresse como um conjunto de reações químicas do organismo frente a uma condição nova que requeira adaptação, tolerância ou superação, podemos concluir que o homem moderno, na busca de status e poder, sobrecarrega seu organismo de tal forma que, não conseguindo se adaptar a tal situação, dá início a uma série de transformações orgânicas e psicológicas que alteram a harmonia de seu corpo.

Assim, homens e mulheres ambiciosos e competitivos pagam um preço extremamente caro: o de se tornarem, ainda em idade produtiva, fisicamente limitados ou mesmo de morrerem precocemente. De qualquer maneira, deixam de usufruir, no todo ou em parte, da qualidade de vida pela qual tanto se sacrificaram a alcançar.

A vida dessas pessoas começa a melhorar quando percebem a necessidade de mudança de hábitos nocivos à saúde, para os quais, até então, pouco davam importância. E, normalmente, essas mudanças ocorrem, após traumas importantes ou emocionais. As atividades do dia a dia devem ser racionalmente planejadas. E deve ser priorizado na vida de cada um o que é verdadeiramente importante.

É necessário que o indivíduo reconheça no seu corpo as agressões provocadas pelo estresse do cotidiano para corrigi-los continuadamente. É a receita de uma vida saudável, com a qual será possível enfrentar os desafios do dia a dia com maior vitalidade.

A questão é saber cuidar de si mesmo. Na busca do ter, as vidas dessas pessoas estão sendo destruídas por doses excessivas de adrenalina e de cortisol. Quando se adiciona aos elevados níveis de estresse crônico um estilo de vida pouco saudável – como sedentarismo, tabagismo, alimentação desequilibrada, bebidas alcoólicas, estimulantes, sono de má qualidade –, as doenças modernas encontram espaço propício para se desenvolverem.

O corpo, para muitos, está em último plano. Não têm tempo para dedicar algumas horas por ano para conhecer os próprios metabolismos, os fatores de risco que geram doenças coronarianas, de próstata, do trato digestivo, dos pulmões ou das mamas.

É preciso gostar de si mesmo para querer cuidar do próprio corpo. Boa parte das doenças modernas pode ser prevenida e tratada. Outras doenças fulminantes, como o câncer, podem ser diagnosticadas em fase inicial e até curadas. Hoje, a medicina preventiva é pouco invasiva e eficiente. Dispõe de tecnologia precisa, que produz resultados seguros e rápidos, como, por exemplo, marcadores que decodificam o metabolismo do indivíduo, o seu meio interno, as agressões aos vasos sanguíneos. E o que é melhor: sendo todos esses exames orientados por profissionais do mais alto padrão técnico e especialistas em doenças modernas que proliferam, os quais examinam e integram as informações, considerando o emocional e o físico de cada cliente.

Cuidar da saúde deve ser um compromisso permanente, diário, do indivíduo consigo próprio, com a sua família, com a sua empresa e com a sociedade. Até porque é mais fácil administrar um organismo saudável do que um doente. Se, por qualquer razão, ele não puder dispor de um momento para conhecer a quantas anda a sua saúde, fatalmente irá encontrar tempo para tratar de uma doença. É preciso preservar o seu maior patrimônio, pois sem ele não se vai a lugar algum.

A medicina do século XXI deve fazer face ao ser como um todo, tornar-se global e transmitir aos indivíduos a vitalidade, o dinamismo e a força que lhes permitirão enfrentar as exigências de uma civilização em plena mutação.

A vida além do limite do homem moderno

Os efeitos do estresse crônico sobre a saúde dos executivos se estendem tanto no campo físico, quanto no emocional e corporativo, segundo revelam os dados da pesquisa feita em nossas clínicas junto a um universo de 25 mil profissionais, homens e mulheres. O estresse crônico é uma epidemia que invadiu o ambiente de negócios e passou a fazer parte do cotidiano de executivos e profissionais liberais. É o que registra nossa prática médica.

Depois da sua recuperação, LRA mudou o estilo de vida. Parou de fumar, iniciou uma dieta equilibrada para as suas necessidades calóricas, passou a dar mais atenção à sua saúde. Diariamente faz suas aulas de tênis e pratica a natação três vezes por semana. Antes do infarto, era impulsivo, obsessivo por resultados, sempre exigente nos mínimos detalhes. Hoje, ouve mais, foca o que é importante. Nem tudo é um desafio.

O estresse crônico faz parte do dia a dia daqueles que decidem, dos profissionais estratégicos das empresas. E, quando o corpo não suporta a sobrecarga imposta, os resultados se manifestam de forma bem individualizada.

LRA, 50 anos, presidente de empresa exportadora, como a maioria dos executivos bem-sucedidos, vive sob pressão do tempo, pela busca de melhores resultados, por uma agenda repleta de compromissos, viagens constantes e noites maldormidas. Almoços e jantares de negócios são quase diários. Responsável por negociações demoradas e complexas, um erro seu pode acarretar a perda de milhões de dólares para a sua empresa e marcar a sua imagem no campo corporativo.

Conviver com carga emocional pesada e demandas crescentes do ambiente faz parte do perfil do executivo em qualquer grande centro mundial. LRA não suportou tamanha pressão. Em plena reunião, onde negociava um grande contrato de exportação para um cliente asiático, sentiu fortes dores no peito.

Foi levado para o hospital por um colega de trabalho que participava da reunião. O diagnóstico: infarto agudo do miocárdio. Pouco tempo depois LRA implantou cinco pontes venosas e arteriais para oxigenar seu coração. O pano de fundo era o estresse crônico com que convivia em seu dia a dia.

Casos críticos são cada vez mais frequentes. Quando ocorrem, marcam de forma profunda, física e emocionalmente, a existência do indivíduo.

AM, 47 anos, diretora de relações com o mercado de empresa de telecomunicações.

Reunião tensa e prolongada com o *board* da empresa para a apresentação do seu plano de ação para o ano seguinte. Muitos questionamentos, metas ambiciosas, tudo acompanhado de muito cigarro e café. Terminou tarde.

No trajeto para a residência AM sentiu forte dor na cabeça. Seu motorista a conduziu ao hospital. Deu entrada na emergência ainda consciente. Os exames indicaram ruptura de aneurisma em artéria cerebral.

Depois de realizada a cirurgia para debelar o sangramento, AM iniciou fisioterapia para recuperar movimentos. Seu lado esquerdo ficou com seqüelas motoras e sensitivas.

Parou de fumar e continua com a fisioterapia. Limitada pela doença, deixou o trabalho e passou a investir o tempo em atividades prazerosas.

Da teoria à realidade

O aumento dos níveis de estresse é proporcional às exigências do meio ambiente. No competitivo ambiente profissional, é preciso estar em dia com a saúde para sobreviver à luta por melhores resultados e novas conquistas de mercado. A engrenagem empresarial não pode parar. Não basta ser competente, é preciso ser eficaz, antecipar mudanças, sugerir inovações, superar metas – tudo isso servindo-se de recursos cada vez mais escassos.

> MPF, 37 anos, sócio-diretor de escritório de advocacia.
>
> Sufocado por várias ações que deveria redigir para seus clientes ansiosos, MPF não se dava conta de que sua saúde estava se definhando. Abraçava toda causa que desembarcava em seu escritório. E, claro, queria ganhar todas. Dias e noites trabalhando sem parar, buscando nas jurisprudências respaldo para as suas defesas.
>
> Mensalmente sua secretária pagava a conta do restaurante fast-food próximo ao escritório. Atividade física, zero. O consumo de café era na medida certa de uma garrafa térmica por dia. Os cinzeiros, sempre cheios. Pesava 20 kg acima do ideal.
>
> Aos 37 anos teve um infarto do miocárdio. Sua carreira de advogado não acabou por pouco. É sabido que o infarto em indivíduos jovens costuma ser mais perigoso pela carência dos vasos sanguíneos colaterais que existem nos mais velhos. Implantou duas pontes no coração.
>
> MPF antes do infarto só enxergava a profissão e o sucesso do escritório. Hoje, cuida de sua forma física: perdeu peso, parou de fumar. Tira férias normalmente, delegou mais a seus assessores e, muitas vezes, pela manhã, acompanha a filha à escola.

Para estes executivos, o cenário é de pura adrenalina em doses maciças.

No mundo moderno, em especial no corporativo, a velocidade das mudanças é enorme. As exigências também são gigantescas e chegam a uma velocidade supersônica – tudo é para ontem. No entanto, para um corpo cuja estrutura é constituída por genes que remontam a bilhões de anos, a dificuldade de adaptação é brutal. Este esforço está conduzindo esses profissionais ao esgotamento físico e emocional consequência do estresse crônico.

> LVN, 42 anos, diretor de companhia de prospecção de petróleo.
>
> Excessivamente autoexigente, LVN trabalhava 14 horas por dia. Viajava frequentemente ao exterior e só voltava para casa depois de longos períodos.
>
> Um dia, depois de duas semanas de trabalho exaustivo, LVN regressou para casa. Naquela noite, enquanto se barbeava, simplesmente apagou.
>
> Queda brusca, traumatismo craniano, sangramento no couro cabeludo. Desacordado, foi encontrado pelo cunhado que, rapidamente, o levou para o hospital. A sutura foi realizada e os exames nada demonstraram.
>
> O diagnóstico foi de exaustão e esgotamento. A causa, muito estresse.
>
> Hoje, praticando várias regras da boa higiene de vida e um estilo menos agressivo, reduziu sua carga de trabalho, viaja um pouco menos e está mais presente com a família.

Pode-se afirmar que estão diminuindo as faixas etárias daqueles que convivem com esses níveis elevados de adrenalina e cortisol. Ao assumir grandes responsabilidades, de ingressar no mundo corporativo e ao adotar um estilo de vida com hábitos insalubres, o jovem se tornou presa fácil do estresse (vide "Coração").

Nesse contexto empresarial, não basta se dedicar a horas excessivas de trabalho; o que interessa são os resultados, que devem ser constantes e atualizados. É preciso sempre mais. As avaliações de desempenho, mecanismo de controle de aferição de resultados adotado pelas empresas, são outra fonte alimentadora do estresse sem fim desses profissionais.

Como vimos, no mundo empresarial, os problemas relacionados ao estresse são muitos, e tendem a aumentar. O mundo não para, as mudanças serão sempre rápidas e na mesma proporção a necessidade de adaptação que gera o estresse. O executivo está habituado a doses altas de cortisol e adrenalina, sem pensar no seu corpo. São indivíduos competitivos, exigentes e obsessivos por resultados, que têm para si o discurso da performance total sem erros.

As empresas estão atentas. Embora não tenham a intenção de se tornar um centro de cuidados para a saúde, apoiam seus colaboradores estratégicos e criam programas para auxiliá-los na promoção à saúde. Afinal, perder um profissional por doença, além de gerar impacto negativo no emocional dos demais, quebra a engrenagem empresarial, trazendo grandes prejuízos para a organização. Entretanto, a questão da saúde de um indivíduo é de sua responsabilidade. E sempre dependerá de seu estilo de vida.

> JCC, 48 anos, diretor de uma grande empresa de logística.
> Trabalhador compulsivo, procede da mesma forma em relação à alimentação.
> No mundo dos negócios não perde um desafio, da mesma forma que, no restaurante, no bar ou em casa, come tudo que vê pela frente. Além de trabalhar, seu prazer é comer. E muito. Gosta de açucarados e carboidratos: pães, biscoitos, pizza e batata-frita. Sua bebida preferida é a cerveja.
> Aos 40 anos, JCC pesava 150 kg. Obeso mórbido, tinha também todas as doenças que vêm a reboque da obesidade. Era diabético tipo II, hipertenso, gorduras sanguíneas elevadas (LDL-colesterol e triglicerídeos).
> O caminho para um infarto do miocárdio ou acidente vascular cerebral estava aberto. A pressão familiar para reduzir sua carga de trabalho era grande. Nos fins de semana permanecia em casa, desenvolvendo sua rotina profissional ou um novo projeto.
> Há dois anos, por insistência de amigos, procurou um médico que lhe indicou cirurgia para redução do estômago. Rapidamente perdeu muito peso. Perdeu também seu humor. Está constantemente deprimido, se sentindo fraco. Ele que não se considerava um estressado. Hoje, está pensando em ser reoperado do estômago.
> Talvez desenvolva uma atividade física para manter o peso e dieta equilibrada. O tempo dirá.

A pesquisa – perfil de saúde do executivo brasileiro

Pesquisa realizada em mais de 20 mil homens e 5 mil mulheres no período de 1990-2004 – A competitividade no mercado de trabalho, a obsessão por resultados aliados a um estilo de vida inadequado predispõe nossos executivos a contrair várias doenças. Em mais de 25.000 *check-ups* médicos realizados em executivos e profissionais liberais, homens – na faixa etária de 30 a 75 anos – e mulheres – de 30 a 60 anos – encontramos as seguintes alterações abaixo relacionadas:

– Alimentação desequilibrada 80%
– Altos níveis de estresse, estilo de vida inadequado,
  competitivo e obsessivo por resultados:
  Homens 70%
  Mulheres 40%

– Vida sedentária:
Homens 65%
Mulheres 70%

– Pacientes com o peso acima do ideal 60%

– Uso regular de bebidas alcoólicas:
Homens 50%
Mulheres 25%

– Tabagismo:
Homens 35%
Mulheres 45%

– Lesões cutâneas:
Homens 26%
Mulheres 20%

– Insônia 26%

– Altos níveis de gorduras circulantes
  (colesterol e triglicerídeos):
Homens... 25%
Mulheres 20%

– Doença pulmonar obstrutiva: (o tabagismo
  é a principal causa)
Homens... 20%
Mulheres 18%

– Automedicação (ansiolíticos, hipnóticos, analgésicos,
  antiácidos, vitaminas, estatinas) 20%

– Fígado infiltrado por gordura (somente homens) 20%

– Hipertensão arterial:
Homens 19%
Mulheres 12%

– Placas de gordura nas carótidas 18%

– Parasitose intestinal 17%

– Gastrite/úlcera:
Homens 16%
Mulheres 24%

- Aumento da próstata (somente homens) 15%
- Fadiga 15%
- Obesidade 12%
- Infecções urinárias de repetição:
Homens 8%
Mulheres 12%
- Hemorroidas:
Homens 11%
Mulheres 46%
- Doenças sexualmente transmissíveis 8%
- Cálculos biliares 8%
- Depressão 7%
- Teste ergométrico sugestivo de insuficiência coronariana:
Homens 6%
Mulheres 12%
- Diabetes 6%

As alterações de saúde apresentadas (para homens e mulheres) se relacionam com os altos níveis de estresse crônico vivido no cotidiano pela absoluta maioria dos executivos brasileiros e por um estilo de vida inadequado. Além de atingir quantidade expressiva da população examinada, um dado chama a atenção: as mulheres, com dupla, e às vezes tripla jornada (casa, trabalho, universidade), ao assumirem responsabilidades importantes, submetendo-se aos agentes estressores do cotidiano, estão desenvolvendo as mesmas doenças cardiovasculares, pneumológicas, gastrointestinais, metabólicas lesões de pele e outras, antes mais afeitas aos homens (vide "Coração").

Por isso incluímos uma avaliação da situação das mulheres em relação à saúde.

A hora e a vez do check-up *feminino* – Até há pouco tempo, a prevenção de doenças na mulher, quando realizada, se resumia ao exame ginecológico e das mamas.

A mulher atual é uma ativista em todos os campos, sendo submetida à mesma tensão, talvez maior que a do homem.

Além disso, fuma, bebe, alimenta-se de forma inadequada, faz uso de anticoncepcionais, se automedica e, não raro, é sedentária. Como consequência, está desenvolvendo doenças que há 20 anos eram mais observadas no cenário masculino.

A alimentação desequilibrada somada ao sedentarismo tem desenvolvido nas mulheres quadro de obesidade que, se não diagnosticado e corrigido precocemente, pode conduzi-las ao diabetes, à hipertensão arterial, ao AVC e a infartos.

O hábito de fumar entre as mulheres também contribui para o desenvolvimento de um grande número de patologias pulmonares (bronquites, enfisemas, câncer).

Hoje, nos países desenvolvidos, o *check-up* feminino já inclui avaliações clínicas, ginecológicas, mastológicas, pneumológicas, radiográficas, ultrassonográficas, audiométricas e laboratoriais – muito úteis no diagnóstico e prevenção das doenças que acometem a mulher no início do século XXI.

No Brasil, especialmente no meio empresarial, um contingente expressivo de mulheres já incorpora o hábito de fazer *check-up* anual. É o que demonstra a pesquisa realizada simultaneamente com o Perfil de Saúde do Executivo Brasileiro, em uma população de 5 mil mulheres, entre executivas, profissionais liberais e donas-de-casa, entre 30 e 60 anos.

- Alimentação desequilibrada ... 80%
- Vida sedentária ... 70%
- Pacientes com o peso acima do ideal ... 60%
- Hemorroidas ... 46%
- Tabagismo ... 45%
- Altos níveis de estresse e estilo de vida inadequado ... 40%
- Displasias mamárias ... 36%
- Varizes ... 28%
- Insônia ... 26%
- Uso regular de bebidas alcoólicas ... 25%
- Gastrite ... 24%
- Lesões cutâneas ... 20%
- Automedicação (ansiolíticos, hipnóticos, analgésicos, antiácidos, vitaminas, estatinas) ... 20%
- Doença pulmonar obstrutiva ... 18%
- Mioma uterino ... 16%
- Fadiga ... 15%
- Teste ergométrico sugestivo de insuficiência coronariana ... 12%
- Hipertensão arterial ... 12%
- Infecções urinárias de repetição ... 12%
- Obesidade ... 12%

Da teoria à realidade

– Cálculos biliares 8%
– Depressão 7%

Nas doenças específicas do sexo feminino, o estresse crônico contribui para os atrasos menstruais, depressão, frigidez, maior sofrimento na tensão pré-menstrual, na menopausa, osteoporose e várias outras doenças. As doenças que mais preocupam as mulheres são o câncer de mama e o de colo uterino.

A retirada da(s) mama(s) normalmente gera depressão, apatia, irritabilidade e muitas vezes perda da vontade de viver. A mulher se olha no espelho e não se vê, não consegue mais enxergar a beleza que existe nela. A perda de um símbolo impregnado de valores – estético, erótico, sensual e maternal – marca profundamente a vida da mulher e de seu parceiro. Os efeitos negativos são enormes no seu emocional, no seu corpo e na sexualidade.

Segundo o Instituto Nacional do Câncer, em 2003 foram diagnosticados 41.610 novos casos e 9.335 óbitos causados pela doença (um aumento de 11,26% em óbitos registrados em 2000).

Através do exame clínico da mama e da mamografia digital é possível fazer a detecção precoce. No caso de câncer de colo de útero, que representa 10% de todos os tumores malignos nas mulheres, a prevenção ainda é mais simples, e é feita através de esfregaço de células colhidas do colo uterino. Durante o exame preventivo anual esse exame pode identificar o HPV (papilomavírus humano), que contribui para o desenvolvimento de células cancerosas.

Através dos exames periódicos boa parte destas enfermidades pode ser prevenida.

Não raro nos deparamos com outras doenças em fase inicial, como o câncer (pulmão, mama, bexiga, útero e tireoide).

Identificando no corpo as manifestações do estresse

O método utilizado: o check-up *médico* – Na introdução, citamos as considerações do professor Oscar Clark sobre a importância dos exames periódicos de saúde. Isso em 1932. Clark citava o modelo de exames que foi introduzido nos EUA no final do século XIX por empresas de seguro de vida. Em meados da década de 1960, o termo *check-up* médico propagou-se no mundo.

Com o início dos programas espaciais americanos, a NASA incluiu entre os seus programas a avaliação completa da saúde dos astronautas. Era preciso enviar para o espaço indivíduos que, além de supertécnicos, gozassem de plena saúde.

"É mais barato prevenir do que remediar." É fato, mas a prática é outra. O *lobby* da indústria farmacêutica é muito forte. Os novos medicamentos lançados a cada dia, embora caros, são amparados por grande esquema de *marketing*, estimulando a automedicação. Não é à toa que muitos remédios novos não param de bater recordes estatísticos de consumo. Nunca se venderam tanto antidepressivos, ansiolíticos, redutores de gorduras no sangue, moderadores de apetite, neurolépticos, anti-hipertensivos, tranquilizantes etc.

Por trás desse cenário de tantas doenças está o estresse crônico, vivido intensamente pela maioria da população, e tende a crescer na proporção das mudanças que não cessarão nunca de ocorrer.

Culturalmente, o brasileiro médio ainda não é habituado à prevenção. Existe a crença de que as doenças só acontecem com os outros. É normal fazer o seguro do carro, já da própria saúde... Mas o cenário está mudando.

Hoje, a tecnologia médica está se desenvolvendo rápida e eficazmente em vários segmentos. No campo das imagens médicas, por exemplo, os exames são rápidos, precisos e cada vez menos invasivos como o uso da videolaparoscopia em certas cirurgias.

Vimos as manifestações do estresse crônico no corpo do indivíduo e as diversas doenças decorrentes do excesso de adrenalina e cortisol na circulação sanguínea e, também, a maneira individual como esse estresse se manifesta.

Diante de tantas possibilidades de manifestações físicas, do potencial de desenvolvimento das doenças modernas, o *check-up* médico completo é a melhor forma do indivíduo conhecer a sua saúde, o seu físico, os seus fatores de risco para o desenvolvimento das doenças vasculares do cérebro e do coração, de conhecer o funcionamento e a integridade de vários de seus órgãos.

Tais exames podem mudar a atitude do indivíduo diante da vida. São básicos para a elaboração de um programa de saúde amplo, individual na correção e prevenção das doenças. De posse de informações muito detalhadas, o clínico geral ou o especialista estará em condições de desenvolver e apresentar um programa de promoção à saúde, integrado para o seu paciente. Seja para o tratamento de uma hipertensão arterial, diabetes, colesterol elevado, excesso de peso corporal ou uma alteração da próstata, das mamas, dos rins ou do fígado, seja para preservar e manter a integridade física e emocional de seu paciente, dando-lhe vitalidade para enfrentar as tensões do cotidiano. Portanto, mais do que diagnosticar doenças, o *check-up* médico deve ser um instrumento para embasar a promoção à saúde. É o seu grande papel.

A população envolvida

Ao longo de quase 15 anos de atividades ininterruptas, examinamos de forma exclusiva mais de 25 mil executivos oriundos das maiores empresas do país. Homens e mulheres vindos de vários estados brasileiros, muitos estrangeiros, de várias nacionalidades, que buscam uma medicina preventiva diferenciada.

Em 1990, no início de nossos trabalhos, 80% da população examinada eram constituídos por profissionais estratégicos de empresas multinacionais que adotavam ações preventivas em seus países de origem. As empresas brasileiras, com raras exceções, não praticavam a prevenção da saúde de seus executivos. O *check-up* médico era percebido nas empresas nacionais como mais um benefício.

Os demais 20% da população examinada eram constituídos por diversos clientes: profissionais liberais, donas-de-casa, aposentados, indivíduos que, de alguma forma, praticavam ações voltadas para a prevenção e manutenção da saúde.

Da população total de 25 mil executivos examinados a partir de seus *check-ups* médicos, aproximadamente 20 mil são homens da faixa etária de 30 a 75 anos e 5 mil mulheres entre 30 a 60 anos.

As mulheres representam um quinto da população examinada. No mercado corporativo brasileiro, elas constituem ainda um percentual pequeno do total de executivos nas grandes corporações. Recentemente, o Banco Mundial desenvolveu um estudo sobre Gênero e Desenvolvimento, publicado em 2000 pela Oxford University Press, em que estudava o caso de cinco países nórdicos – Noruega, Finlândia, Dinamarca, Suécia e Islândia – nos quais homens e mulheres já haviam alcançado a igualdade de direitos e oportunidades.

O Brasil ainda não chegou a esse nível de igualdade, mas o cenário está mudando. As mulheres, cada vez mais, têm ocupado espaços hierarquicamente importantes no mundo corporativo, na política e em todos os segmentos da sociedade. Em contrapartida, estão desenvolvendo níveis crescentes de estresse e adquirindo doenças contemporâneas.

Há 14 anos, no Rio de Janeiro, criamos um programa integrado de medicina preventiva para a mulher.

Atualmente, a população examinada está igualmente dividida entre executivos de multinacionais e de empresas nacionais. A empresa nacional já começa a valorizar a importância de contar em seus quadros com profissionais gozando de plena saúde. O *check-up* médico que, há 14 anos, era visto como um mero benefício oferecido pela empresa, hoje é encarado como uma ação de segurança empresarial.

Hoje, a população examinada é assim constituída:

- 70% de executivos oriundos de empresas, dos quais 80% são homens e 20% são mulheres;
- 30% de profissionais liberais, aposentados, comerciantes, artistas, jornalistas, donas-de-casa, dos quais, também, 80% homens e 20% mulheres.

Há três anos iniciamos em Belo Horizonte, Minas Gerais, o mesmo trabalho preventivo realizado no Rio de Janeiro. Como a população examinada é da mesma proporção, o cenário da saúde do executivo, homem e mulher, é o mesmo.

Até junho de 2004 a população examinada em Minas Gerais era de aproximadamente 2 mil executivos.

O banco de dados

Esse banco de dados, que está disponível para a classe médica, possui o maior volume de informações relativas à saúde do executivo brasileiro. A cada dia é enriquecido com novas informações, que balizam uma série de ações preventivas e que são permanentemente informadas ao público em geral. Esse compromisso com a comunidade também é utilizado pelas empresas, a fim de gerar programas de promoção à saúde de seus colaboradores.

A classe médica em vários episódios tem se servido deste banco de dados para a elaboração de trabalhos científicos, teses, artigos e apresentação em congressos.

As parcerias

Com o objetivo de prevenir, preservar e diagnosticar as alterações de saúde dos executivos, o trabalho serve, também, como orientação para programas de promoção à saúde nas empresas. Importante ressaltar que o posterior tratamento individual de qualquer alteração apresentada no *check-up* é realizado pelo médico-assistente.

Os resultados dos exames, amplamente depurados pelos médicos, permitem uma análise comparativa com os de anos anteriores. A partir do domínio do seu meio interno, o indivíduo adquire uma sensação de segurança e bem-estar. A empresa, por sua vez, passa a contar em seus quadros com profissionais menos propensos a interromper a engrenagem corporativa.

Da teoria à realidade 175

Concluídos, os *check-ups* médicos dos executivos de determinada empresa são encaminhados para a sua área médica ou de Recursos Humanos. Em seguida, a empresa recebe um perfil de saúde do grupo examinado, destacando-se os aspectos mais relevantes, comparativamente ao do executivo brasileiro.

Os fatores de risco para as doenças coronarianas passíveis de melhoria são: estresse crônico, excesso de peso corporal, tabagismo, gorduras sanguíneas elevadas (colesterol e triglicerídeos), hipertensão arterial, sedentarismo e diabetes. Outros marcadores de risco vascular como as dosagens de homocisteína e proteína C-reativa são pesquisados. Os fatores de risco apresentados pelos pacientes, quando da realização de *check-ups* médicos, são variados e simultâneos. As informações disponíveis permitem desenvolver para as empresas um gráfico conforme o modelo que se segue:

Fatores de risco para doenças coronarianas – Esse trabalho também permite à área médica da empresa desenvolver ações específicas de promoção à saúde de seus executivos. Os que realizam os programas propostos, no ano seguinte, quando dos próximos exames periódicos, têm melhoras significativas.

As estatísticas a respeito dos benefícios do *check-up* médico são impressionantes. Graças aos exames preventivos, nos últimos dez anos o número de infartos do miocárdio fatais em homens e mulheres entre 40 e 60 anos caiu 10%; entre 70 e 90% dos tumores malignos de próstata puderam ser curados quando detectados precocemente; a redução de mortes por câncer de mama foi de 30%, assim como os casos de câncer de intestino. A quantidade de profissio-

FATORES DE RISCO PARA DOENÇAS CORONARIANAS

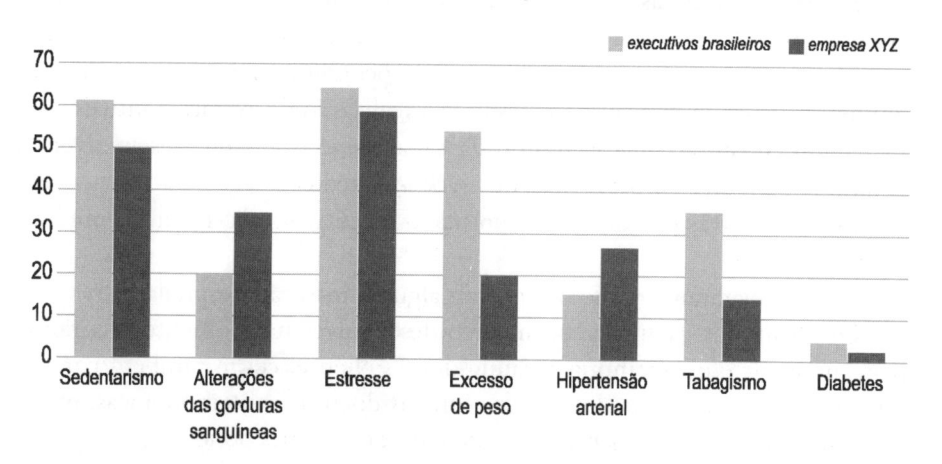

nais estratégicos, profissionais liberais e outros, que detectaram em fase inicial uma doença a tempo de curá-la é expressiva.

Portanto, para as empresas, o programa de *check-up* médico anual representa vantajosa segurança empresarial. Considerando-se que só o homem é capaz de criar, crescer e perpetuar uma empresa, a boa gestão da saúde das pessoas é fundamental.

Quando, ao contrário, uma doença que poderia ter sido detectada em um exame médico periódico se desenvolve, tem impacto em três instâncias:

– sobre o executivo: pode causar lesão de gravidade variável e até determinar seu afastamento do trabalho;
– sobre a empresa: pode ocasionar horas de trabalho perdido por afastamento do profissional, em lucro cessante decorrente da quebra de engrenagem empresarial, custos pela assistência médica prestada e de treinamento de substituto, além da difusão de "sensação de insegurança" entre os quadros;
– sobre a sociedade: pode determinar investimento no setor de saúde para a recuperação do executivo ou sua reabilitação, diminuindo o poder aquisitivo de sua família em função do afastamento das atividades durante a fase de recuperação.

As avaliações e os exames complementares

Quinze anos atrás, antes de ingressarmos no mercado do Rio de Janeiro, quem pretendesse conhecer as manifestações do estresse no corpo e o seu meio interno, era obrigado a se deslocar por várias clínicas e, em seguida, procurar um médico para integrar e interpretar as informações contidas nos exames. Entre as mulheres, a cultura preventiva se resumia à realização de exames pontuais.

Alguns hospitais, aproveitando da capacidade instalada, desenvolveram tentativas para montar programas de *check-ups* médicos.

Essas tentativas não evoluíram porque o executivo associa o ambiente hospitalar a doenças.

Muitos relataram "receio de contrair alguma infecção hospitalar".

Os resultados permitem ao médico desenvolver não somente programas para preservar e/ou melhorar a saúde de seu cliente, como também corrigir qualquer desvio apresentado. Via de regra, as doenças contemporâneas, quando existentes, são todas identificadas quando dos exames periódicos.

Alguns questionários como os apresentados neste livro e outros que investigam o histórico familiar de doenças também ajudam a compor o perfil de saúde de cada cliente.

Nesse amplo contexto, desenvolvemos essa pesquisa que demonstra a importância do estresse crônico na eclosão das doenças. Considerando os elevados níveis de estresse com que os executivos convivem no cotidiano, pode-se afirmar que o *check-up* médico completo é o primeiro passo para o indivíduo conhecer e identificar os fatores de risco que o agridem e, a partir daí, administrar melhor a sua saúde. É peça importante não só para a engrenagem da segurança pessoal, familiar e empresarial, como também para a boa gestão do estresse.

VI - NA SEGUNDA-FEIRA COMEÇO VIDA NOVA...

Saúde e Natureza – respeito à vida

Em 1992, na Conferência do Meio Ambiente promovida pelas Nações Unidas, no Rio de Janeiro, se evidenciava a preocupação do homem com as consequências para a atmosfera e para o clima em função da queima de combustíveis fósseis, estabelecendo-se entre os países participantes o compromisso com a redução da emissão de gases oriundos dessas queimas. Os países desenvolvidos são os grandes consumidores desse tipo de combustível, portanto os mais poluidores.

O tempo passou e verificou-se que poucos países haviam cumprido o que tinha sido estabelecido. Um novo encontro, aconteceu, em Kyoto, no Japão, e os americanos se negaram a assinar o Protocolo sobre a emissão de gases poluentes.

Buracos na camada de ozônio, queimadas se ampliando mundo a fora, temperatura climática aumentando face ao efeito estufa fazem com que a natureza, após tanta agressão, nos devolva a fatura na forma de maremotos, furacões, enchentes, ciclones e geleiras que se fragmentam.

Assim é a natureza: agressiva, violenta, indomável quando maltratada. Por outro lado, quando bem cuidada, é generosa e parceira.

Assim também é o nosso corpo, quando o maltratamos com um estilo de vida completamente inadequado, quando o poluímos de várias formas, não podemos esperar outra resposta senão a doença.

O estilo de vida – o grande poluidor

Segundo dados da Universidade de Stanford, na Califórnia, o estilo de vida competitivo e obsessivo por resultados e a adoção de hábitos e higiene de vida agressivos à saúde – isto é, estresse crônico, alimentação desequilibrada, sedentarismo, tabagismo, além das agressões aos ritmos biológicos do corpo humano – têm aumentado a incidência de doenças nos indivíduos. Segundo o mesmo estudo, o peso dos fatores que fazem um indivíduo viver mais é:

– estilo de vida e ações do meio ambiente 73%
– fator genético 17%
– outras doenças não relacionadas aos dois primeiros itens 10%

A possibilidade, então, de se viver mais, mantendo todas as faculdades preservadas, está relacionada com estilo de vida saudável, em que o estresse crônico e as emoções são bem gerenciados. Desta forma, é possível envelhecer mantendo uma qualidade de vida muito satisfatória.

Como ainda se adota, no Ocidente, de um modo geral, a medicina reducionista, focando unicamente a doença no seu órgão, deixando de lado o organismo como um todo, fica mais difícil tratar ou orientar um paciente portador de doença que tem como uma das causas o estresse crônico, dado a sua multiplicidade.

A doença é uma resposta emocional ou física do organismo a um estresse intolerável. Ela se manifesta para reduzir a tensão interior e preservar o organismo. Logo, faz parte de um processo de sobrevida. Entretanto, a lógica de seu processo pode acarretar a destruição do indivíduo.

A cura, como retorno à harmonia interior e exterior, necessita do aumento das defesas e da compreensão das emoções. A doença é então um sinal a ser compreendido antes de ser combatido. O corpo e as emoções têm que ser "escutados".

A principal causa da mortalidade do homem moderno é o seu estilo de vida e, para mudá-lo, a determinação, a força de vontade e a perseverança devem ser constantes. Muitos tentam, poucos conseguem. A grande ilusão dos que não conseguem mudar o seu estilo de vida é uma frase que ouvimos todo o dia em nossa prática médica: "Na segunda-feira começo vida nova..."

Vive-se em um mundo em que, de forma contínua, o cérebro emocional é bombardeado por um acúmulo de emoções negativas, sem que possa assimilá-las. É a reação de luta ou de fuga constante. Ao longo do tempo, dada sua repetição, o desgaste do corpo e da mente é grande. Os agentes poluidores se instalam no corpo através de maus hábitos e pouca higiene de vida – ingestão exagerada de açúcar, gorduras e substâncias estimulantes (cafeína, nicotina) ou depressivas do sistema nervoso central (álcool), sedentarismo. Por esse desrespeito ao organismo, aos seus ritmos biológicos, paga-se caro: a desordem se instalará no meio interno e as doenças se desenvolverão, de acordo com a individualidade.

Apesar de todas essas condições adversas à saúde, a esperança de vida do brasileiro tem aumentado.

As ações voltadas para a medicina preventiva, os tratamentos para as doenças crônicas e, sobretudo, a mudança do estilo de vida estão fazendo as pessoas viverem mais. Viver mais significa não ter doenças crônicas, de longa duração. Significa um organismo despoluído, oxigenado, com vasos sanguíneos desobstruídos. Viver mais significa cuidar da saúde para, em idade avançada, ter preservadas as funções físicas e mentais. Para tanto, algumas ações se impõem.

Saiba planejar e gerenciar o seu estilo de vida

Dado que a saúde depende, antes de tudo, de um estilo de vida equilibrado, o que interessa é que isso está sob o controle de cada um. Como, então, melhorar a nossa vida? Depende da administração pessoal de quatro instâncias relativamente conflitantes: a pessoal e a profissional (lar/trabalho), em seguida, a física e a emocional (corpo/mente).

As escolhas pessoais constituem uma espécie de acordo tácito envolvendo nosso instinto de sobrevida, aspirações e aptidões. Como no caso destas últimas temos de alguma forma limitações estruturais, precisamos avaliar objetivamente nossas forças e fragilidades para, em seguida, reconhecer as manifestações do estresse. O *check-up* médico nesse contexto representa um grande apoio.

Uma educação bem planejada ajudará na aquisição de hábitos sadios. Por exemplo, antes de optar por qualquer escolha relativa a seus hábitos de vida, pense em dar à sua família, especialmente a seus filhos, a oportunidade de seguir um estilo de vida saudável, pautado por bons hábitos alimentares e atividades físicas. Que os bons hábitos dos pais sirvam de exemplo para os filhos.

A alimentação inadequada polui o corpo – Bom apetite!

Como é sabido, o alimento tem como função primordial transferir energia à máquina humana, de permitir o seu crescimento e sua manutenção.

Um indivíduo de 70 quilos, que trabalha em escritório, sentado, tem necessidade em média de 1.500 kcal/dia. Os alimentos têm como objetivo, então, repor os gastos energéticos que dependem, obviamente, das atividades desenvolvidas por cada um. Não podemos esquecer, porém, que também se come por prazer. Os componentes elementares dos alimentos são os nutrientes que, absorvidos após a digestão, fornecem a energia e os elementos indispensáveis ao organismo: carboidratos (açúcares), protídeos (proteínas) e lipídeos (gorduras).

Os carboidratos representam a primeira fonte de energia do organismo, a glicose é o principal carburante. Ela é estocada no fígado e nos músculos em forma de glicogênio e cada grama transfere para o corpo, como forma de energia, quatro calorias.

Já nos referimos ao índice glicêmico dos alimentos e, quanto maior a sua incidência num alimento, maior a necessidade do pâncreas em secretar insulina, o hormônio que em caso de diminuição ou falta gera o diabetes. Os carboidratos engordam, essencialmente, pela capacidade do pâncreas produzir este hormônio. Um obeso tem uma produção maciça de insulina, acrescentando ainda mais gordura à sua sobrecarga.

Na prática, utilizando-se da glicose como referência (com um índice glicêmico de 100%), pode-se classificar o índice calórico de alguns alimentos de acordo com o quadro abaixo:

Carboidratos com índices elevados ("carboidratos ruins")		Carboidratos com índices baixos ("carboidratos bons")	
Cerveja	110	Arroz selvagem	50
Glicose	100	Cereais sem açúcar	50
Batata assada	95	Flocos de aveia	40
Pão francês	95	Suco de fruta (sem açúcar)	40
Purê de batata	90	Maçã	40
Mel	90	Massa italiana	40
Cenoura cozida	85	Feijão	40
Sacarose	75	Pão integral	35
Batata cozida	70	Lentilha	30
Biscoitos	70	Massas integrais	30
Milho	70	Frutas frescas	30
Arroz branco	70	Chocolate amargo (< 60% cacau)	22
Beterraba	65	Frutose	20
Banana	60	Soja	15
		Legumes, verduras, tomates	15

O aspartame é um adoçante praticamente desprovido de calorias.

As proteínas são formadas por elementos mais simples, os aminoácidos, alguns fabricados pelo próprio organismo. Cada grama de proteína absorvida transfere ao corpo quatro calorias. São adquiridas através da ingestão de produtos animais como carne, peixe, aves, ovos, leite etc., alimentos mais ricos por conter uma grande proporção de aminoácidos essenciais (que não são produzidos pelo organismo). São também assimiladas pela ingestão de produtos vegetais, como os legumes secos (lentilhas, feijão, soja, arroz integral, amêndoas etc.). As proteínas são indispensáveis, particularmente para a construção das estruturas celulares e a fabricação de alguns hormônios. O esqueleto mole do corpo é constituído ricamente por proteínas.

Existe uma estreita relação entre o equilíbrio daquilo que consumimos e as reações cerebrais. Quando os níveis de serotonina estão baixos, a depressão se instala (ver Capítulo III). O indivíduo que adota a dieta da proteína, pobre em serotonina, por exemplo, é mal-humorado e pode se tornar depressivo. Para elevar os níveis de serotonina é importante a ingestão de bons carboidratos e de alimentos ricos em aminoácido triptofano, como o leite e derivados desnatados, nozes, banana, arroz integral, castanhas, soja, carnes magras e peixes. O organismo, bem-humorado, agradece, pois a alimentação gera também bom humor.

As proteínas não se encontram isoladas nos alimentos e se acompanham obrigatoriamente de gorduras em quantidades e qualidades bem variáveis. Por exemplo, um bife de 100g contém aproximadamente 15g de gorduras (15% de seu peso, no mínimo), ou seja, equivalente a uma colher das de sopa de manteiga; uma costeleta de carneiro equivale a meio frango (sem pele).

Logo, é sempre melhor privilegiar os alimentos nos quais as proteínas estão associadas a uma fraca quantidade de gorduras (legumes secos, soja, lentilha, etc.) ou a "bons lipídeos" (peixes, aves etc.). O consumo de proteínas deve representar entre 25 a 35% do aporte energético diário, uma vez que não existe estocagem de proteínas no corpo.

Os lipídeos são os nutrientes que constituem os corpos gordurosos: óleos e gorduras. Suas moléculas complexas são compostas essencialmente de triglicerídeos formados de três ácidos graxos. Esses elementos são separados pela digestão, absorvidos no intestino e reconstituídos em gorduras destinadas a serem estocadas como fonte de reserva para fornecer energia, desenvolver e proteger diversos órgãos. Os lipídeos são de origem animal (carnes, peixes, leite e derivados) ou vegetal (óleos, margarinas etc.). Cada grama de gordura absorvida aporta nove calorias.

Distinguem-se, segundo a fórmula química, duas categorias de ácidos graxos:

– os saturados, porque não podem se ligar a nenhuma outra molécula e, por isso, são estáveis às ações do oxigênio e do calor. Quanto mais um alimento é rico em ácidos graxos saturados, mais se apresenta na forma sólida à temperatura ambiente. De um modo geral estão presentes em carnes, frituras, frios, ovos, leite integral e derivados; favorecem o excesso de colesterol total ("bom" e "mau") e seu acúmulo nas artérias;

– os insaturados que, contrariamente, são instáveis ao ar e ao calor; a presença destes torna os produtos gordurosos fluidos (óleos ou margarinas; as em tabletes contêm ácidos graxos saturados). São encontrados nos óleos vegetais e nas gorduras de peixes (sardinhas, atum, salmão etc.), estes particularmente recomendadas pela riqueza de certos ácidos graxos existentes. Existem duas categorias de ácidos graxos insaturados:
os monoinsaturados que aumentam o HDL-colesterol e diminuem o LDL-colesterol;

– os poli-insaturados, sendo os mais importantes o ácido linolêico e o ácido linolênico, não são sintetizados pelo organismo, reduzem o colesterol "ruim", mas, em excesso, também o "bom". Participam na manutenção do sistema nervoso (o cérebro é muito rico em gordura, mas não a estoca) e à proteção do sistema cardiovascular.

Os ácidos graxos são integrantes da alimentação cotidiana, e os saturados devem merecer toda a atenção quanto ao consumo. Quando se aquece um ácido graxo insaturado, este passa a ser saturado, por isso deve-se, evitar, por exemplo, o azeite de oliva aquecido na alimentação.

Fazem parte, ainda, de uma boa alimentação os sais minerais: sódio, potássio, cálcio, iodo, fósforo, magnésio, ferro e os oligoelementos que são largamente fornecidos ao corpo através de uma alimentação equilibrada. Vale ressaltar que o consumo de sal (sódio) deve ser limitado para prevenir a hipertensão arterial.

Para complementar a boa alimentação, existem elementos não nutritivos que são úteis à saúde, as fibras alimentares. Como não são processadas pelas enzimas digestivas do homem, não são calóricas, portanto não aportam energia. Existem as insolúveis, entre elas a celulose, que tem uma grande capacidade de reter água para o organismo. São encontradas nos cereais, nas lentilhas, nas frutas secas etc.

As fibras alimentares solúveis, como a pectina, têm consistência gelatinosa e, ao se expandirem no estômago, transmitem uma sensação de saciedade ao organismo. Com seu consumo regular, o açúcar é absorvido mais lentamente, reduzindo a secreção de insulina. Paralelamente, essas fibras reduzem as taxas circulantes de colesterol e de triglicerídeos e, consequentemente, a formação de placas de gordura nos vasos (aterosclerose).

Assim, dentro das preferências e prazer de cada um, é possível desenvolver o próprio cardápio, respeitando o total de calorias necessárias para a boa manutenção do organismo e, ao mesmo tempo, prevenindo as doenças modernas. Uma importante redução de poluentes consumidos no cotidiano, como os açúcares de má qualidade, fast-food, carnes vermelhas, frios, frituras, leite gorduroso e derivados, aliada a um aumento de cereais naturais, frutas secas, frutas, legumes secos (lentilhas, feijão, soja etc.), legumes frescos, verduras, peixes e aves, são suficientes para prevenir essas doenças. Mas outras medidas voltadas para a boa higiene de vida, para hábitos saudáveis, também devem ser empreendidas.

Abaixo os estimulantes

Foram citadas anteriormente as várias doenças geradas pelo tabagismo. O hábito de fumar é um grande poluente para o corpo do fumante e é cada vez menos tolerado pelos não fumantes. Permitir ou interditar o tabagismo é uma decisão que envolve não somente o aspecto pessoal, mas profissional, sobretudo no ambiente de trabalho. A proibição de fumar em espaços públicos e privados aumentou a intolerância social ao tabagismo. Algumas empresas foram pioneiras na destinação de locais próprios para os fumantes – cada vez mais funcionários não fumantes exigem ser protegidos da poluição, não só por razões médicas, como também por segurança.

Como o tabagismo é um vício, a abstinência pode provocar sintomas violentos e muitas pessoas têm dificuldade em parar de fumar. Existem no mercado vários métodos que prometem libertar os fumantes deste vício com eficácia duvidosa: medicamentos, terapia de grupo, chicletes à base de nicotina, adesivos que liberam nicotina na pele, hipnose e outros.

Há os que conseguem se liberar do vício, a partir de uma redução gradual do consumo de cigarros. Para uma grande maioria de ex-fumantes, no entanto, a única maneira encontrada para interromper o tabagismo foi tomar a decisão e parar de uma vez. Talvez, para outras pessoas, definir um momento mais descontraído, um período de férias, pode ser uma opção. Pelo menos os efeitos da abstinência não serão sentidos no ambiente de trabalho.

Vimos como o estresse crônico aumenta o consumo de cigarros ou de nicotina pelos fumantes. A adrenalina estimula o consumo de nicotina, ambas substâncias com papel muito semelhante sobre os vasos arteriais: reduzem os calibres das artérias e facilitam o depósito de gorduras nas suas paredes, favorecendo o desenvolvimento de aterosclerose e impedindo a oxigenação dos tecidos do corpo. Parar de fumar é básico, portanto, para uma vida saudável.

A cafeína, quando consumida em grande quantidade, é outro poluente físico. Pode acelerar o metabolismo, gerar dores de cabeça, estimular a insônia e provocar desconfortos gastrointestinais.

O estresse vivido pelo homem moderno é muito grande e, como consequência, acelera a produção de adrenalina, que já é naturalmente um potente estimulante para o organismo. Para que adicionar outros?

Mexa-se

A prática regular de uma atividade física tem efeitos muito positivos na prevenção e sobre a evolução das doenças modernas, descritas nos capítulos precedentes. A atividade física traz bem-estar.

A pessoa mais idosa pode também otimizar sua saúde através de programas de reabilitação física. Estes são capazes de romper o ciclo vicioso comum nesses casos – sedentarismo x agravamento da doença – aumentando a autonomia do idoso e reduzindo o seu nível de dependência. Ora, nunca é tarde para se iniciar uma atividade física regular.

A contribuição da atividade física na saúde do indivíduo não deve ser medida somente pelas doenças que poderá prevenir, da rapidez com que pode gerar uma cura ou da baixa probabilidade destas enfermidades reincidirem, mas pelo impacto na sua qualidade de vida.

As pessoas fisicamente ativas têm um relativo controle da própria saúde. Têm autonomia, podem relaxar, repousar e se distrair mais. Como gerenciam melhor seu estresse são mais bem preparadas para enfrentar as tensões e urgências acumuladas do cotidiano. Ao contrário dos inativos, os indivíduos ativos têm bons hábitos de saúde e prezam a qualidade de vida. Preocupam-se mais com a alimentação, o seu meio e evitam certos hábitos nocivos ou nefastos para a saúde. Sabem como uma prática regular de atividade física gera prazer, maior sentimento de liberdade e melhor escuta dos sinais de alarme emitidos pelo corpo. Tais hábitos, que se traduzem em um estilo de vida saudável, servem de blindagem contra o isolamento e a solidão cada vez mais presentes no homem moderno.

A atividade física contribui para minimizar os efeitos dos poluentes físicos e emocionais do cotidiano, sendo uma resposta positiva às necessidades do organismo, a seu bom funcionamento. Propicia um sentimento de bem-estar que justifica o *mens sana in corpore sano*. O ideal é que uma atividade física regular deve fazer parte de nossa higiene de vida cotidiana da mesma forma que a alimentação equilibrada e a abstenção do fumo.

As alterações do sistema cardiovascular constituem um dos mais sérios problemas da saúde do homem moderno. Decorrem de fatores exógenos (estresse, tabagismo, sedentarismo, alimentação desequilibrada etc.) e endógenos (estresse, hipertensão arterial, altas taxas de gorduras sanguíneas, obesidade, diabetes, genética do indivíduo etc.).

O sedentarismo tem influência direta no desenvolvimento das doenças coronarianas. Normalmente, os riscos de infarto do miocárdio são duas vezes maiores nos indivíduos sedentários, especialmente aqueles com mais de 35 anos. A atividade física regular, em particular a aeróbica, tem um efeito protetor sobre o coração e também sobre os fatores de risco já mencionados. Um dos seus primeiros efeitos é a redução da frequência cardíaca que diminui o trabalho do miocárdio.

Além das ações sobre o emocional do indivíduo, a atividade física regular produz importantes modificações morfológicas do coração: aumenta suas cavidades e desenvolve a musculatura cardíaca. O resultado é um maior volume de sangue ejetado no momento da contração, permitindo economizar o trabalho cardíaco, tanto no repouso, como durante um esforço. Uma redução de dez batimentos por minuto permite uma economia de oxigênio de 15%. Além disso, graças à melhor capilarização, a atividade física acarreta uma utilização mais eficaz do oxigênio pelo corpo. Como a liberação de oxigênio às células é otimizada, é necessário uma menor quantidade de sangue, a frequência cardíaca cai o suficiente para responder às necessidades do corpo.

A atividade física aeróbica favorece igualmente o desenvolvimento de novos vasos colaterais ao nível do miocárdio. Essa adaptação tem papel também protetor do coração. No longo prazo, produz uma dilatação do calibre das coronárias melhorando a irrigação do músculo cardíaco em repouso e durante o esforço.

Um estudo epidemiológico desenvolvido nos EUA por Blair e seus colaboradores com 13.344 indivíduos, em um período médio de oito anos, mostrou a relação entre o nível de condição física e a taxa de mortalidade por câncer. Os fatores de influência potenciais da doença, como fumo, álcool etc., foram controlados. O trabalho demonstrou que mesmo uma leve melhora da condição física produz benefícios para a saúde.

Um outro estudo conduzido na Inglaterra pelo pesquisador Frisch e colaboradores demonstrou que ex-atletas de nível colegial ou universitário têm uma incidência significativamente mais baixa de cânceres de mama e do aparelho reprodutor, do que os não atletas. Os fatores de influência positiva (idade, número de gestações, fumo, uso de anticoncepcionais, alimentação desequilibrada etc.) também estavam sob controle no estudo.

A atividade física, portanto, representa uma ação preventiva eficaz para as doenças. É um excelente meio para aliviar o estresse, doença que, segundo nossa pesquisa, atinge 70% dos executivos brasileiros. Atua na produção de endorfinas, reduzindo as ações da adrenalina e do cortisol, contribuindo para a boa gestão do estresse.

Através da atividade física o indivíduo estressado consegue relaxar, se descontrair física e mentalmente, até mesmo externar suas emoções. As pessoas que praticam uma atividade física aprendem a fixar objetivos realistas, aprendem também a controlar seus impulsos e a estabelecer um equilíbrio entre o trabalho intelectual e o trabalho físico.

A atividade física favorece um sono de qualidade, multifásico, profundo, reparador.

O fumo é inimigo do esportista, por diminuir sua capacidade pulmonar, reduzir as trocas gasosas, obstruir por secreções as vias respiratórias e danificar os alvéolos pulmonares. O cigarro, que se fuma após um esforço, é particularmente perigoso, pois é justamente nesta fase, de recuperação, que o organismo tem necessidade de mais oxigênio e os riscos cardiovasculares são então multiplicados.

Por outro lado, a atividade física é um antídoto ao fumo. Os efeitos negativos do cigarro são rapidamente sentidos no rendimento de qualquer esforço físico.

De todos os exercícios físicos, costumamos recomendar a caminhada. É acessível a qualquer um, sem necessidade de maiores investimentos. Pode ser praticada em qualquer lugar, até mesmo nas ruas mais movimentadas dos grandes centros urbanos. Evidentemente, andar à beira-mar ou em locais de natureza exuberante, longe da poluição, é mais gratificante.

Mexa-se prazerosamente – "Da mesma forma que necessita de nutrientes, do sono e do repouso, o corpo humano precisa de exercícios. O excesso ou carência dessas necessidades faz com que todo o organismo se desequilibre; e, onde há falta de equilíbrio, há também falta de bem-estar pessoal." (Kenneth Cooper) Para funcionar adequadamente o nosso corpo precisa de movimento. A atividade física regular aumenta a taxa de renovação dos tecidos, retarda o envelhecimento, diminui as taxas de gordura circulante, melhora a coagulação sanguínea, torna mais eficaz a troca de gases nos pulmões e facilita a mineralização dos ossos. Contribui para a produção de endorfinas, que combatem às ações da adrenalina e do cortisol gerados pelo estresse do cotidiano. Além disso, aumenta as defesas do organismo, controla o peso corporal, melhora o desempenho do sistema cardiorrespiratório e o desejo sexual.

O sedentarismo impacta negativamente a saúde das pessoas e, por conseqüência, a produtividade das empresas. Pessoas fisicamente ativas vivem mais, têm maior disposição, maior capacidade de trabalho e de concentração. Trabalhos científicos realizados nos kibutzim, em Israel, demonstraram que trabalhadores de escritório apresentavam duas vezes mais problemas cardíacos que os lavradores.

A caminhada é, entre as atividades físicas, uma das mais simples e eficazes. Caminhar é fácil, pois é um movimento natural. Não há riscos de traumas, pode se desenvolver em qualquer lugar, não necessitando de equipamentos especiais. É ótimo exercício como opção de condicionamento físico por trabalhar com eficiência o sistema cardiovascular. Porém, como outros esportes, para se alcançar resultados, sem riscos de danos à saúde, exige planejamento adequado.

A atividade física não é vacina contra as doenças. Entretanto, transmite ao corpo condições para enfrentá-las com maior resistência.

Naturalmente, não é a nossa pretensão torná-lo um atleta e, sim, provocá-lo ao exercício dosado e prazeroso, adequado, a fim de contribuir para o seu bem-estar pessoal. Assim...

- Antes de realizar atividades físicas de qualquer natureza procure realizar os alongamentos, respeitando o seu grau de flexibilidade de forma relaxada e confortável, não forçando os seus limites. Respire, calma e de forma ritmada o tempo todo, não retendo a respiração. Comece e termine o alongamento lenta e cuidadosamente e, nunca se balance ao atingir a posição extrema possível do alongamento.
- Nas primeiras duas semanas caminhe a passo normal, pelo menos 20 (vinte) minutos em dias alternados, para o seu corpo se adaptar ao exercício.
- Aumente a intensidade do exercício – a distância ou a velocidade das passadas – até que se alcance a meta de 4 km em 30 minutos, considerada uma excelente média. Esta meta deverá ser alcançada, inicialmente, aumentando-se o tempo de exercício, até se atingir 30 minutos e a seguir, aumentar a velocidade das passadas no sentido de se completar os 4 km previstos.
- Durante o exercício, certifique-se de que a sua freqüência cardíaca esteja 80% da máxima prevista (a freqüência cardíaca máxima é obtida

subtraindo-se a idade de 220). Por exemplo: homem ou mulher com 40 anos → Frequência cardíaca máxima = 180 → Frequência cardíaca ideal = 144 batimentos por minuto.
- Faça uma avaliação médica completa antes de iniciar-se na atividade física, a fim de conhecer seus limites cardiorrespiratórios e musculoesqueléticos.
- Mantenha o ritmo alcançado de quatro a cinco vezes por semana.
- Não interrompa o trabalho físico por mais de cinco dias, senão os ganhos serão cancelados.
- Não seja um atleta de fim de semana.
- Hidrate-se antes e após os exercícios físicos. Sucos de frutas são excelentes.
- As grandes refeições (almoço e jantar) devem ser feitas, no mínimo, duas horas antes e uma hora após os esforços físicos.
- Não pare abruptamente as atividades físicas, mantenha-se em movimento até que a frequência cardíaca volte aos níveis próximos a de repouso.
- Use roupas leves e sapatos confortáveis. Evite plástico e roupas colantes ou apertadas.
- Considere os exercícios tão importantes quanto a alimentação e o repouso.
- A presença de dor, de qualquer natureza, durante o exercício é razão suficiente para interrompê-lo. Procure seu médico-assistente para avaliação e orientação.
- Evite choques térmicos – sair do sol quente direto para água fria após qualquer atividade física.

A higiene do cérebro – os cuidados com o comandante

O comandante do nosso organismo sofre sensivelmente as consequências do estresse crônico, das emoções negativas e de hábitos insalubres.

O cérebro é um órgão frágil. Cada pessoa nasce com determinado estoque de neurônios. As perdas, neste particular, são irreparáveis e, normalmente, deixam sequelas graves. Este órgão consome 20% de todo oxigênio que chega ao corpo, o que é considerável, uma vez que seu peso é de 2% da massa corporal. O cérebro é o órgão mais vascularizado do organismo e qualquer interrupção circulatória acarreta danos irreversíveis. Suas necessidades nutricionais são consideráveis em sais minerais e em glicose, e esta é o carburante único dos neurônios, e também em gorduras, que constituem a capa protetora dos neurônios.

Há que se ter muito cuidado com esse órgão, que comanda cada instante de nossa existência. O cérebro é particularmente sensível às emoções negativas do cotidiano. Reage mal à ingestão de substâncias tóxicas como o álcool, que sempre agridem suas células delicadas. Sofre com a alimentação desequilibrada, que aumenta as taxas de gordura no sangue e gera placas de gordura nas suas artérias, impedindo a oxigenação plena de suas diversas áreas, as quais, com o passar do tempo, se ressentem.

A agressão ao comandante supremo do nosso organismo também vem através da excessiva produção de cortisol e adrenalina, causada pelo estresse crônico. O tributo ao estressado, em grandes momentos de tensão ou cansaço, vem na forma de lapsos de memória frequentes.

Os cuidados com a memória

A baixa oxigenação dos tecidos nervosos, resultado da ação constante da adrenalina nos vasos arteriais, somado à fadiga frequente, é uma combinação comum nos dias atuais e atinge indiscriminadamente jovens e idosos. Não são poucos os que sofrem com frequência de lapsos de memória. Muitos, preocupados em cumprir seus objetivos profissionais, não se dão conta do que o cansaço representa para o organismo. É o sinal para o descanso, para o repouso. Muitos não percebem o apelo do corpo e não dimensionam o risco que isso representa para a sua integridade.

Após algumas horas de atividade ininterrupta, é normal perceber uma certa sensação de cansaço. Por outro lado, ignorá-la é assumir riscos para a saúde. A fadiga é antes de tudo um sinal que o corpo coloca à nossa disposição para nos indicar que está "sofrendo". É um aviso que deve ser respeitado.

Ora, essa percepção pressupõe uma integridade do sistema nervoso. O processo de envelhecimento inevitavelmente leva a uma deterioração lenta do sistema neuropsíquico e à redução de suas capacidades, mas, na prática, as alterações desse sistema delicado e frágil são decorrentes de um estilo de vida muito agressivo. Além do estresse crônico e da fadiga, existem outros poluentes da memória. O álcool, por exemplo, suprime as defesas normais do organismo, gerando uma perturbação ou um enfraquecimento oculto de certas funções cerebrais. É extremamente tóxico para os neurônios, como falamos.

O cigarro idem. Não é compatível com a prática de exercício físico. A atividade física auxilia na boa oxigenação cerebral, e é uma excelente ação para o bom funcionamento do mecanismo de memória. Para preservá-la, é bom não descuidar do repouso físico e das necessidades de sono. Como é uma faculdade ligada à afetividade, a memória depende mais da vontade e do coração que da idade e dos estudos.

Boa noite!

A primeira regra é respeitar os ciclos do sono: isto é, o momento em que se sente a necessidade de dormir. Sempre que se deixa passar este momento, temos que esperar o próximo ciclo para então dormir.

É preciso respeitar o relógio biológico do corpo, e o ideal seria sempre se deitar à mesma hora. Às vezes, os pensamentos sobre os acontecimentos do dia, compromissos e preocupações bloqueiam a ação do sono. Isso ocorre frequentemente com indivíduos estressados e ansiosos.

Para melhor preparar o ambiente do sono, o ideal é fazer uma refeição leve à noite, deitar em quarto bem arejado, a uma temperatura em torno de 20ºC. Em vez de assistir filmes ou notícias violentas, mais vale adormecer ouvindo uma música suave ou lendo um bom livro.

A atividade física é o melhor indutor de um sono de qualidade. Deve-se evitar o uso de estimulantes, como a cafeína, antes de deitar-se. O álcool também é inimigo do sono.

Em caso de insônia, em vez de se mover de um lado para o outro na cama, é melhor manter-se calmo, com os olhos fechados e na posição alongada para favorecer o repouso físico e mental. Se a insônia persistir, convém transformá-la em aliada. É preciso tirar partido desses momentos durante a madrugada, pois normalmente são de grande lucidez e de profusão criativa. Levante-se, tome um copo d'água e faça anotações das ideias que, eventualmente, podem ser esquecidas. Esse período noturno normalmente ocorre após um sonho, que é um elemento de criatividade.

Indispensável à vida, o sono permite ao organismo recuperar-se do cansaço diário e, ao cérebro, adquirir novas informações e consolidar as experiências vividas.

Manter alguém acordado indefinidamente está entre as técnicas mais cruéis de tortura. Sem dormir, a pessoa morre.

O sono superficial permite uma recuperação do cansaço físico, enquanto sono paradoxal se relaciona com o mental. Nessa fase do ciclo do sono que se repete a cada 90 minutos, o organismo é insensível e fica paralisado, sem nenhuma defesa contra um eventual agressor. As manifestações cerebrais e somáticas que acompanham o sono paradoxal se assemelham a um estado de vigília:

- atividade cerebral rápida;
- ritmo cardíaco e pressão arterial variáveis;
- respiração irregular com longas pausas;
- atividade neurovegetativa intensa;
- ereção (sem nenhuma relação com o conteúdo do sono);
- movimentos oculares rápidos.

Assim, uma boa qualidade de sono é garantia de bem-estar geral, do melhor desempenho no cotidiano e de uma boa qualidade de vida.

Rir faz bem

O riso é próprio do ser humano saudável. Podemos dizer que a saúde se manifesta pelo riso e o riso pode gerar saúde.

Considerado um antídoto contra o estresse, os chineses e os gregos já conheciam suas virtudes há mais de 2.000 anos. Rir é um bom remédio que não pode ser encontrado em farmácias. Não existe, portanto, risco de dose excessiva, nem contraindicação ou efeito secundário.

Os efeitos positivos do riso sobre a saúde motivam pesquisadores nos grandes centros a desenvolver estudos científicos sobre o tema. Nós, médicos, conhecemos os efeitos, por exemplo, do gás hilariante que serve para diminuir a dor de alguns pacientes.

O riso é proveniente do hemisfério direito do cérebro (córtex), mas se inicia ao nível do cérebro emocional. Propaga-se pelos músculos da face, da laringe, do diafragma, da musculatura abdominal, da caixa torácica, invadindo todo o corpo. Durante um acesso de riso, o coração pulsa mais rapidamente para, em seguida, reduzir seus batimentos ao mesmo ritmo da pressão arterial.

Uma boa gargalhada oxigena o corpo, melhora o tônus muscular e o metabolismo geral. O riso estimula a produção de endorfinas e de outros neurotransmissores, diminui a dor e atua positivamente nos processos imunológicos. No campo emocional, melhora a qualidade de vida pessoal e interpessoal. Rindo, somos mais descontraídos e, portanto, receptivos aos outros.

Neste mundo louco, eivado de emoções negativas, o riso funciona como um desintoxicante físico e um despoluidor psíquico. É um aliado formidável na luta contra o estresse do cotidiano e na conquista de um estilo de vida mais harmonioso.

Os amigos de fé

Os amigos verdadeiros, aqueles em quem se pode confiar sem reticências, no sentido de uma verdadeira relação de confiança mútua, são nossos aliados poderosos na luta contra o estresse. Especialmente se os encontramos com certa regularidade. Indivíduos com vida profissional sobrecarregada já nutrem sentimento de culpa por conviverem pouco com a família e acabam também se afastando dos amigos. Aos poucos, eles vão desaparecendo.

A falta de amigos gera solidão que, por sua vez, agrava os problemas relacionados ao estresse: sem alguém para desabafar, pedir conselhos ou simplesmente conversar, o indivíduo fica ruminando seus problemas num círculo vicioso improdutivo. Quem, por outro lado, recorre a seu círculo de amizades pode encontrar apoio em um bom bate-papo, dar agradáveis risadas e esquecer as dificuldades que, no dia seguinte, já não pesarão tanto.

A gestão das emoções

Do introvertido que se ruboriza ao extrovertido permanente, cada um de nós gera a seu modo suas emoções. A raiva, os risos, as lágrimas são diferentes formas de comunicação.

Ora, é difícil permanecer calmo diante de uma situação de estresse profissional ou um conflito conjugal, quando tudo se agita à sua volta. O problema é que o pânico aumenta ainda mais o problema. Para enfrentar essas situações é necessário aprender a se controlar, a dosar suas emoções, suas reações e não desmoronar diante de um obstáculo.

Quando se fala em gestão das emoções é melhor falar de regulação ou de utilização das emoções. É ilusório pensar que é possível gerenciar as emoções como se gere um portfólio de ações ou um projeto profissional. As emoções são desencadeadas por situações com as quais somos confrontados. A intensidade da reação emocional produz, muitas vezes, efeitos negativos em nós mesmos e em nossa capacidade relacional. A reação é caracterizada por três dimensões. A primeira é física – palpitações, suores, tremores, rubores etc. –; a segunda refere-se a um discurso interno. Por exemplo, ao externar um descontentamento com um subalterno relapso, pode se ter o seguinte pensamento: "Que irresponsável... Não está nem aí para as minhas solicitações." A terceira dimensão consiste na elaboração de um plano de ação que se desenvolverá para acalmar a emoção. Regular as emoções é, inicialmente, identificá-las.

Faça o exercício cada vez que se sentir estressado. Anote em um caderno as três dimensões que resultam e alimentam determinada emoção, assim você poderá agir sobre cada uma delas. Na maior parte do tempo, as emoções são sofridas pelos que as ressentem e, às vezes, não são nem identificadas. Em seguida você pode:

Atuar sobre as tensões físicas – As técnicas de relaxamento e de concentração permitem retomar o controle da respiração e, em seguida, reduzir a tensão. Essas técnicas são simples e os benefícios, evidentes.

Ajustar o seu discurso interno – A voz miúda que alimenta a emoção frequentemente é inconsciente e não explícita. Isso quer dizer que não estamos efetivamente dizendo a nós mesmos: "Que irresponsável... Não está nem aí para as minhas solicitações." A emoção, neste caso, se inicia e se amplifica por si só.

Se me conscientizo desse pensamento, posso me questionar se ele é legítimo e se o seu fato gerador efetivamente tem importância. Frequentemente nossos pensamentos são distorcidos ou superdimensionados sem que nos demos conta. É questionando-os que se pode trazê-los à realidade e dessa forma atenuar a intensidade emocional.

Elaborar bons planos de ação – Frequentemente, quando a emoção está presente, reproduzimos um plano de ação conhecido que visa acalmá-la. Mas, é igualmente comum acontecer que o que acalma a emoção em curto prazo a perpetua em longo termo. Por exemplo, quando postergar uma conversa desagradável, mas necessária, que precisamos ter com algum subordinado, conseguimos adiar a emoção, mas aumentamos nossa tensão relacional no médio prazo. Achar os bons planos de ação significa avaliar as emoções em curto e em médio prazos. Frequentemente, vale a pena elevar sua emoção imediatamente para em seguida liberá-la.

A família e o trabalho

A necessidade de equilíbrio – É preciso abordar com objetividade os inevitáveis conflitos família-trabalho, discutir muito, entrando nos detalhes. Caso contrário, à menor irritação, um problema pode atingir grandes proporções. A busca pelo bem-estar exige a abertura de espírito e o desejo de buscar apoio.

A ética profissional dos executivos e dos profissionais liberais os induz a uma ambição excessiva e uma sede muitas vezes desmedida de poder. A maioria tem dificuldade em aceitar as próprias limitações e se considera excepcional, brilhante, líderes natos.

Aceitando que a maioria dos indivíduos são profissionais comuns, muitos deles seriam mais felizes e mais equilibrados. É entre 40 e 50 anos que a maior parte das pessoas reavalia suas ambições e suas possibilidades com toda objetividade. É talvez um bom momento de dar uma parada, diminuir a carga extenuante de trabalho, aceitar o fato de ser um indivíduo médio e desenvolver outros interesses que possam gerar em algum momento mais satisfação que o trabalho no qual todas as emoções são colocadas. Nada é mais estimulante que se lançar em um novo desafio, mesmo que menos exigente.

RCD, 62 anos, diretor de relações com o mercado de banco estrangeiro, indivíduo diferenciado e culto.

Vida profissional extremamente tensa, viagens constantes. Viveu em vários países, onde adquiriu hábitos novos, culturas e idiomas. Noites maldormidas devido aos momentos de grandes estresses profissionais. Agenda sempre muito apertada, exigências que chegavam a sua mesa de frentes criadas em vários países. Sempre ansioso e tenso. Às vezes, sentia que era pouco ouvido em sua empresa.

Dos 30 aos 50 anos, RCD era sedentário, tendo fumado regularmente durante três décadas. Aos 45 anos desenvolveu um câncer no intestino, operado e tratado com sucesso.

Aos 50 anos, em função de seu estilo de vida, desenvolveu diabetes e hipertensão arterial. Continuou com o mesmo ritmo de vida: agenda cheia, viagens, reuniões, alimentação desequilibrada...

Aos 60 anos, na região em que foi operado do câncer intestinal, RCD desenvolveu uma obstrução do trato digestivo. Foi operado às pressas. Do centro cirúrgico foi conduzido para o CTI do hospital e, algumas horas de pós-operatório de sua cirurgia, no momento que seu corpo precisou de grande energia para a sua recuperação, RCD teve um grande infarto do miocárdio. Sua doença de fundo era o diabetes que ao longo do tempo obstruiu seus vasos e reduziu sua imunidade. Foi levado rapidamente para a sala de hemodinâmica do hospital e submetido a uma angioplastia que lhe salvou o coração.

Permaneceu hospitalizado durante seis meses, período em que várias vezes quase morreu.

Há um ano voltou à rotina de trabalho. Continuou com o mesmo ritmo de vida, atentando mais para a sua alimentação, atividade física e medicamentos.

As pesquisas desenvolvidas indicam que as doenças modernas se desenvolvem em percentuais assustadores em indivíduos cada vez mais jovens. Tudo em função de um estilo de vida estressado e hábitos insalubres.

As pessoas que trabalham exageradamente, que criam um desequilíbrio entre as suas aptidões e suas ambições, que negligenciam seus parceiros e seus lares e só se interessam por seu trabalho, colocam em risco sua saúde e a segurança de sua família. Mesmo se essa situação é diluída ao longo da carreira profissional, o fato de criar pouco a pouco uma situação muito estressante pode resultar em doença mental ou física que poderá exigir tratamento de longa duração.

Paradoxalmente, quando vivem problemas sérios, seja no campo emocional, seja no campo físico ou diante de uma doença grave, os pensamentos destas pessoas se voltam para a família, essa pequena célula social que nos dá base para a existência, o treinamento para a vida. É na família, misto de turbulências e amor, que o nosso lugar é cativo e onde sempre seremos aceitos.

Mas as causas são, então, mais difíceis de estabelecer e exigem uma reavaliação da maneira como conduzimos nossa vida e do que esperamos. Com certeza é mais difícil que iniciar uma dieta alimentar ou diminuir o consumo de álcool, por exemplo, mas é uma etapa que precisa ser enfrentada.

Recentemente, encontramos RCD caminhando em uma praia no Rio de Janeiro. Conversamos longamente e nos confidenciou que, nos momentos de lucidez em sua longa permanência hospitalar, o que mais mexia com o seu emocional era o fato de se sentir distante de sua família, que representava a força para enfrentar todos esses problemas de saúde criados por ele mesmo. Queria estar de volta ao carinho de sua casa, transmitir a segurança para todos que dele dependiam e ver de perto o desenvolvimento de seus filhos.

O quadro apresentado sobre a saúde do homem moderno pode parecer duro e pessimista. Entretanto, nossa mensagem é de esperança. Pois, mesmo que as contrariedades sejam cada vez mais numerosas, existem soluções para enfrentá-las. Essas soluções dizem respeito à maneira de gerenciar suas emoções, de organizar o seu estilo de vida no plano físico e também no social. Diz respeito também à vida profissional. Cada um tem a possibilidade de ser responsável por si mesmo e para aqueles que assim procedem, a vida moderna é fonte de maior conforto, de oportunidades e de possibilidades formidáveis que o mundo oferece. Cabe a você decidir.

GLOSSÁRIO

Ácido clorídrico: ácido produzido pelo estômago que auxilia no processo digestivo.
Adrenalina: hormônio produzido pela porção medular das glândulas suprarrenais (um dos hormônios do estresse).
Agorafobia: medo de lugares públicos e grandes espaços abertos.
Alcaloide: grupo de substâncias encontrado nos vegetais, com grande ação fisiológica sobre os animais.
Amenorreia: ausência de menstruação.
Aneurisma: dilatação da parede de um vaso gerando fragilidade.
Anorexia: redução ou perda do apetite.
Ansiolíticos: medicamentos utilizados para reduzir a ansiedade.
Arritmia: perturbação ou alteração do ritmo cardíaco.
Astenia: debilidade, fraqueza.
AVC: acidente vascular cerebral.
Bruxismo: ação de ranger os dentes durante o sono.
Calibre, redução de: estreitamento do vaso sanguíneo.
Cefaleia: dor de cabeça.
Coagulação: processo pelo qual um sangramento é estancado pelo organismo.
Cognição: aquisição de um conhecimento.
Colite: inflamação do cólon, parte do intestino grosso.
Constrição: aperto, compressão.
Coping: a maneira pela qual enfrentamos uma determinada situação.
Corticoides: hormônios produzidos pela porção cortical das glândulas suprarrenais; dentre eles o cortisol, o outro hormônio gerado pelo estresse.
Débito cardíaco: volume de sangue ejetado pelo coração por minuto.
Dermatite: doença inflamatória da pele.
Dispneia: dificuldade de respiração.
Droga hipnótica: medicamento que induz o sono.
Eczema: lesão inflamatória da pele podendo ser acompanhada de descamação.
Embolia: obstrução de um vaso por um êmbolo (sólido, líquido ou gasoso).
Endócrino, sistema: sistema de glândulas, de todo o organismo.
Eructação: o popular arroto.

ESFÍNCTERES: anéis musculares anatômicos existentes em estruturas ocas que se relaxam e se contraem regulando a passagem do conteúdo.

ESTATINA: grupo de medicamentos prescrito contra o excesso de gorduras sanguíneas.

ETIOPATOGENIA: a causa da doença.

EXTRASSÍSTOLES: batimentos desordenados do coração.

GLÂNDULA: conjunto de células produtoras de substâncias que não se relacionam com a sua própria necessidade. A secreção pode ser lançada diretamente na corrente sanguínea ou para o exterior do órgão que a produz, através de um conduto.

GLICOGÊNESE: mecanismo de produção de glicose.

GLICOGÊNIO: substância utilizada como reserva energética do organismo.

GLICOSE: fonte de energia para o organismo, encontrado no sangue e em diversos alimentos (açúcar).

HIPERCOAGULABILIDADE: excesso ou aceleração do processo de coagulação sanguínea.

HIPERTIREOIDISMO: doença na qual a tireoide produz hormônios próprios em excesso.

HIPÓFISE: glândula situada na base do crânio, responsável pela produção de vários hormônios.

HIPOTÁLAMO: parte do cérebro emocional responsável pela produção de hormônios que estimulam a hipófise a produzir seus hormônios e que controla o sono, a temperatura corporal, o metabolismo da água etc.

HOMEOSTASIA: manutenção em um nível constante das características internas do corpo.

HORMÔNIO ADRENOCORTICOTRÓPICO (ACTH): hormônio produzido pela hipófise, que estimula as glândulas suprarrenais.

IATROGÊNICO: se diz de uma alteração ou doença provocada por um ato médico ou por um medicamento.

INSULINA: hormônio secretado pelo pâncreas, com ação na metabolização do açúcar. A sua deficiência de produção e/ou da sua ação provoca o diabetes.

ISQUEMIA: diminuição da passagem do sangue de um órgão ou tecido.

LINFÁTICO, TECIDO: conjunto dos gânglios e dos vasos que transportam a linfa que intervém através de suas células na imunidade.

LIPÍDEOS: gorduras.

LIPÓLISE: degradação da gordura.

LÍQUEN PLANO: lesão dermatológica ou das mucosas caracterizadas por placas duras.

LIQUOR: líquido que circula pelo sistema nervoso central.

METABOLISMO: conjunto de mecanismos químicos necessários ao organismo para a formação, desenvolvimento e renovação das estruturas celulares e para a produção da energia necessária às manifestações interiores e exteriores da vida, bem como às reações bioquímicas.

MIOCÁRDIO: o músculo cardíaco.

NEUROLÉPTICO: medicamento psicotrópico utilizado para as psicoses e nas agitações de origem neuropsiquiátricas.

NEUROTRANSMISSOR: substância que a partir de um estímulo nervoso promove a passagem de informações e a ação no órgão-alvo.

OCITOCINA: hormônio cujo papel é estimular a contração uterina.

OSTEOPOROSE: enfraquecimento dos ossos em função de uma deficiência de cálcio.

PATOLOGIA: doença.

PATOLÓGICO: relativo à doença.
PEPSINOGÊNIO: precursor da pepsina, enzima do suco gástrico responsável pela digestão das proteínas.
PERISTALTISMO: movimento de certos órgãos tubulares (intestino, por exemplo).
POLINEURITE: agressão a vários nervos.
PROGESTERONA: hormônio sexual feminino que transmite às mulheres características próprias.
PRURIDO: descamação.
PSICOTRÓPICO: substância química que age sobre o psiquismo.
PSORÍASE: aparição de irritação ou de escamas na pele.
RUSH CUTÂNEO: manchas avermelhadas na pele.
SÍNCOPE: perda temporária de consciência, devido a bloqueio na passagem do sangue para o cérebro.
SISTEMA NERVOSO AUTÔNOMO: porção do sistema nervoso que não se encontra sob controle da vontade e que se divide em duas partes: sistema nervoso simpático e parassimpático.
SISTEMA NERVOSO CENTRAL: porção do sistema nervoso composta de encéfalo, medula espinhal e meninges que os recobrem.
SOMÁTICA: referente ao corpo.
SUDORESE: transpiração.
SUPRARRENAL: glândula situada na parte superior do rim, responsável, entre outros, pela produção dos hormônios do estresse.
TAQUICARDIA: aumento acima da normalidade dos batimentos cardíacos.
TESTOSTERONA: hormônio sexual, produzido pelos testículos, responsável pelas características masculinas.
TIMO: glândula que regride após a puberdade e desenvolve importante papel na imunidade.
TROMBOS: coágulos sanguíneos.
URTICÁRIA: placa avermelhada na superfície da pele, produzida por reação alérgica.
VAGINITE: processo inflamatório da vagina.
VIAS NEURAIS: vias pelas quais são conduzidos os estímulos nervosos.

BIBLIOGRAFIA

ALBERT, Éric, BRACONNIER, Alain. *Tout est dans la tête.* Paris: Odile Jacob, 1992.
ALBERT, Éric, CHNEIWEISS, Laurent. *L'Anxiété au Quotidien.* Paris: Odile Jacob, 1990.
ALBERT, Éric, URURAHY Gilberto. *Como se tornar um bom estressado.* Editora Salamandra, 1997.
ALBRECHT, Karl. *Estresse and Manager.* Nova York: Simon and Schuster, 1979.
Am J Cardiol 2000 Jul 20; 86:10-13.
ANTON P. et SHANAHAN F. Neuroimmunomodulation in inflammatory bowel disease. *Anny N Y Acad Sci* 1998; 840:723-734.
AUBERT, Nicole, GLAULEJAC, Vincent de. *O custo da excelência.* Paris: Le Seuil, 1991.
BARCZACK P., KANE N., CONGDON A. M., CLAY J. C., BETTS T. Patterns of psychiatric mobility in a genito-urinary clinic: a validation of the Hospital Anxiety Depression Scale (HAD). *British Journal of Psychiatry*, 1988; 152, 698-700.
BLAIR S.N. Physical fitness ans all-cause mortality, *American Medical Journal Association*, 262, 17, 1989.
Breast Cancer Res Treat 1995 Aug; 35(2):225-9.
British Medical Journal 1997; 315:1641-1644.
CHECKLEY, S. The neuroendocrinology of depression and chronic estresse. *Br Med. Bull*, 1996; 52(3):597-617.
CHROUSOS, G., LOURIAUX, D. L., GOLD P. W. *Mechanisms of Physical an Emotional Estresse.* Nova York: Plenum Press, 1988.
CHROUSOS, George, GOLD, Philip. *Os conceitos e distúrbios do sistema de estresse.* USA – Bethesda, 1992.
CLARK, Oscar. *Jubileu Profissional do Dr. José de Mendonça,* 1932.
COHEN S., TYRRELL D. A., SMITH A. P. Psychological estresse and susceptibility to the common cold. *N Engl. J Med.*, 1991; 325:606-12.
COLE, B. KOOB G. F. *Corticotropin – Releasing Factor, Estresse and Animal Behavior.* Nova York: Academic Press, 1991.
COLLINS S. M., MCHUGH K., JACOBSON K., KHAN I., RIDDELL R., MURASE K., WEINGARTEN H. P. Previous inflammation alters the response of the rat colon to estresse. *Gastroenterology*, 1996; 111:1509-15.

CUMMINGS, S., ELDER R., ELLIS J., LINDAL, A. Corticotropin – Releasing factor immunoreactivity is widely distributed within the central nervous system of the rat an immunohistochemical study. USA: *Journal Neurosci*, 1991.

DAMÁSIO, A., TRANEL D., DAMÁSIO H. Individuals with Sociopathic Behavior Caused by Frontal Damage fail to respond autonomically to Social Stimuli. *Behavioral Brain Research*, 41, p. 81-94, 1990.

DAMÁSIO A.R., GRABOWSKI T. J., BECHARA A., DAMÁSIO H., PONTO L.L.B, PARVIZI J, HICHWA R.D. Subcortical and cortical brain activity during the feeling of self-generated emotions. *Nature Neuroscience*, 2000; 3(10):1049-1056.

DAMÁSIO, Antônio R. *O erro de Descartes*. Editions Odile Jacob, 1995.

DAMÁSIO, Antônio R. *O sentimento de si*. Editions Odile Jacob, 1999.

DARWIN, Charles, *The expression of the Emotions in Man and Animals*. Oxford University Press, 1998.

DUNN, A. J., BERRIDGE, C. W. Physiological and behavioral responses to corticotropin – releasing factor administration: is CRF a mediator of anxiety or estresse responses? USA: *Brain Res Rev.*, 1990.

EL-RUFAIE Oefa, ABSOOD G. Validity study of the Hospital Anxiety Depression Scale among a group of Saudi patients. *British Journal of Psychiatry*, 1987; 151, 687-688.

ELIOT, Karl. *Estresse and the heart*. Colorado-Futura Publishing Company, 1992.

FERRERO F. Review of genetic studies of the nosology of anxiety disorders. *Schweiz Arch Neurol Psychiatr*, 1988; 139(6):47-59.

FILAIRE, E., MASO, F., SAGNOL, M., FERRAND, M., LAC, G. *Anxiety, hormonal responses, and coping during a judo competition*. Aggressive Behavior 2000.

FRISH R.E. Lower prevalence of breast cancer and cancers of the reproductive system among college athletes compared to non-athletes, *British Journal Cancer* 1985.

GOLD P. W., GOODWIN F. K., CHROUSOS G. P. Clinical and biochemical manifestation of depression. Relation to the neurobiology of estresse. *N Engl. J Med.* 1988; 319(21):1428.

GOLD P. W., GOODWIN, F. K., CHROUSOS, G. P. Clinical and Biochemical Manifestations of Depression. USA: *New England Journal of Medicine*, 1988.

GOLDBERGER, Leo, BREZNITZ, Shlomo. *Handbook of Estresse Theoretical an Clinical Aspects*. Nova York: 1993.

GUILYARDI H. *O corpo tem suas razões, atas do colóquio* – Nov 2000. AMP Editor – Associação de Psicanálise e Medicina.

HERMAN J. P., CULLINAN W. E. Neurocircuitry of estresse: central control of the hypothalamo-pituitary-adrenocortical axis. *Trends Neurosci*, 1997; 20:78-84.

HEUSER I. J., BISSETTE G., DETTLING M., SCHWEIGER U., GOTTHARDT U., SCHMIDER J., et al. Cerebrospinal fluid concentrations of corticotropin-releasing-hormone vasopressin, and somatostatin in depressed patients and healthy controls: response to amitriptyline treatment. *Depress Anxiety*, 1998; 8(2):71-9.

HOLSBOER F., BARDEN N. Antidepressants and hypothalamic-pituitary-adrenocortical regulation. *Endocr Rev*, 1996; 17:187-205.

JARVIS MJ. Does caffeine intake enhance absolute levels of cognitive performance? *Psychopharmacology* (1993) 110:45-52.
JONAS B. S. LANDO J. F. Negative affect as a prospective risk factor for hypertension. *Psychosom Med.*, 2000 Mar-Apr; 62(2):188-96.
JURUENA M. F. CLEARE A. J. BAUER ME, PARIANTE C. M. Molecular mechanism of GR sensitivity and relevance for affective disorder for special issue. *Acta Neuropsychiatrica*, 2003; 15(3):354-67.
KANNEL W. B. A general cardiovascular risk profile: The Framingham Study. *Am J Cardiol.*, 38:46-51, 1976.
KAUFMAN J., CHARNEY D. Comorbidity of mood and anxiety disorders. *Depress Anxiety*, 2000; 12 Suppl 1:69-76.
KENDLER K. S. Twin studies of psychiatric illness: an update. *Arch Gen Psychiatry*, 2001 Nov; 58(11):1005-14.
LANGUIRAND J. *Vencer o mal-estar, prevenir a depressão cotidiana e o* burn-out. Ed. Albin Michel.
LAZARUS, R. On the primacy of Cognition. *American Psychologist*, 39, p. 124-129, 1984.
LEDOUX, J. Cognitive-Emotional Interactions in the Brain. *In The Nature of Emotion: Fundamental Questions*, P. Ekman et R. Davidson. Oxford University Press, p. 216-223, 1994.
LÉPINE J. P. GODCHAU M., BRUN P. Anxiety and depression in inpatients, *Lacet*, 1985ii; 1425-1426.
LÉPINE J. P., GODCHAU M., BRUN P., LEMPERIÈRE T. Evaluation de l' anxiété et de la dépression chez des patients hospitalisés dans un service de médecine interne. *Anale Médico-Psychologique*, 1985; 143:175-189.
LÉPINE J. P., GODCHAU M., BRUN P., TEHERANI M. Utilité des échelles d'auto-évaluation de l'anxiété et de la dépression en medecine interne. *Acta Psychiatria Belgica*, 1986; 86:608-615.
MARSHALL W. R. EPSTEIN L. H. GREEN S. B. Coffee drinking and cigarette smoking: I. Coffee, caffeine and cigarette smoking behaviour. *Addictive Behaviours* (1980) 5: 389-94.
MATKINSON, Jacqueline. *Coping With Estresse at Work*. Londres: Thorsons, 1988.
MC CUBBIN, J., KAUFMAN, P. NEMEROFF C. *Estresse, Neuropeptides and Systemic Disease*. Nova York: Academic Press, 1991.
McEWEN, Bruce, Ph.D., *J Am Acad Child Adolesc Psychiatry*, 37(12):1337-1339, 1998.
MOLLER SE. Serotonin, carbohydrates and atypical depression. *Pharmacol Toxicol* 1992; 71 Suppl 1:61-71.
NAYANI S. The evaluation of psychiatric illness in Asian patients by the Hospital Anxiety Depression Scale. *British Journal of Psychiatry*, 1989; 155, 545-547.
NEMEROFF C. B. The corticotropin-releasing factor HCL hypothesis of depression: new findings and new directions. *Mol Psychiatry*, 1996; 1(4):336.
NETTER, Frank. *Atlas of Human Anatomy*. USA: Ciba-Geigy Corporation, 1969.
Organisation Mondiale de la Santé: Journée mondiale sans tabac, 31 mai 1993 _ Le tabagisme des infermières: un moyen de combattre le estresse?

OWENS M. J., NEMEROFF C. B. The ole of HLC in the pathophysiology of affective disorders. Nova York: John Wiley & Sons, 1993 (Laboratory and Clinical Studies, 172).

P. EKMAN et R. DAVIDSON. *All Emotion are Basic. In The Nature of Emotion: Fundamental Questions.* Oxford University Press, 1994.

PANKSEPP, J. Les circuits des émotions. *Science et Vie,* 1989,168, p. 58-67.

PASSET, René, LIBERMAN, Jean. *Mondialisation Financière et Terrorisme,* par Bernard Blavette, Mar/2003.

PICKERING T. G. Mental estresse as causal factor in the development of hypertension and cardiovascular disease. *Curr Hypertens* rep, 2001 Jun; 3(3):249-54.

Psycho-Oncology, Volume 10, Issue 2, 2001. Pages: 179-183.

RAZAVI D., DELAVAUX N., FARVACQUES C., ROBAYE E. Screening for adjustment disorders and major depressive disorders in cancer inpatients. *British Journal of Psychiatry,* 1990; 156, 79-83.

RAZAVI D., DELAVAUX N., FARVACQUES C., ROBAYE E. Validation de la version française du HADS dans une population de patients cancéreux hospitalisés. *Revue de Psychologie Appliquée,* 1989; 39:295-308.

ROSE J.E. BEHN F. M. Psychophysiological interactions between caffeine and nicotine. *Pharm. Bioch. & Behav.* (1991) 38:333-7.

SERVANT, D., PARQUE, P. J. *Estresse, Anxiété et Pathologies Médicales.* Paris: Masson, 1995.

SNAITH R. P. The concepts of mild depression. *British Journal of Psychiatry,* 1987; 150:387-393.

SNAITH R. P., BAUGH S. J., CLAYDEN A. D., HUSSAIN A., SIPPLE M. The Clinical Anxiety Scale: a modification of the Hamilton Anxiety Scale. *British Journal of Psychiatry,* 1982; 141:518-523.

SNAITH R. P., TAYLOR C. M. Rating scales for depression and anxiety: a current perspective. *British Journal of Clinical Pharmacology,* 1985; 19 Suppl.1, 17s-20s.

STAVRIC B : An update on research with coffee/caffeine (1989/1990). *Fd. Chem. Toxic.* (1992) 30:553-5.

TSIGOS C., CHROUSOS G. P. Hypothalamic-pituitary-adrenal axis, neuroendocrine factors and estresse. *J Psychosom Res.* 2002; 53(4):865-71.

WEISSMAN M. M. Family genetic studies of panic disorder. *J Psychiatr Res,* 1993; 27 Suppl 1:69-78.

ZIGMOND A. S., SNAITH R. P. The Hospital Anxiety and Depression Scale. *Acta Psychiatica Scand.,* 1983; 67:361-370.

Este livro foi impresso na
LIS GRÁFICA E EDITORA LTDA.
Rua Felício Antônio Alves, 370 – Bonsucesso
CEP 07175-450 – Guarulhos – SP
Fone: (11) 3382-0777 – Fax: (11) 3382-0778
lisgrafica@lisgrafica.com.br – www.lisgrafica.com.br